走上健康长寿之路

——我的中医自学心得

邹 平 编著

华龄出版社

HUALING PRESS

图书在版编目（CIP）数据

走上健康长寿之路：我的中医自学心得 / 邹平编著
. -- 北京：华龄出版社, 2023.1
ISBN 978-7-5169-2413-6

Ⅰ．①走… Ⅱ．①邹… Ⅲ．①中医学–基本知识
Ⅳ.①R2

中国版本图书馆CIP数据核字(2022)第217651号

责任编辑	梅　剑		责任印制	李末圻
书　　名	走上健康长寿之路： 我的中医自学心得		作　者	邹　平
出　　版 发　　行	华龄出版社　HUALING PRESS			
社　　址	北京市东城区安定门外大街甲57号		邮　编	100011
发　　行	（010）58122255		传　真	（010）84049572
承　　印	三河市铭诚印务有限公司			
版　　次	2023年4月第1版		印　次	2023年4月第1次印刷
规　　格	710mm×1000mm		开　本	1/16
印　　张	18		字　数	300千字
书　　号	ISBN 978-7-5169-2413-6			
定　　价	69.00元			

序

　　这不是专业的医书，而是一本将古代先贤的养生经典理论与现代中医大家的养生保健之术融合在一起，编写而成的日常养生保健参考书。

　　我不是医者，更不是中医大家，而是一个中医爱好者，一个希望积极参与国家老年事业的退休老人。

　　编著这本书，是想献给已经退休或即将退休，致力于自身保健、追求健康的老年朋友，并试图探索用一本书，帮助普通人群建立养生保健的概念体系。

　　将中医知识的学习，作为我退休以后所追求的最主要目标，决定于2012年的夏天，那时我离正常退休还有2年时间。

　　当时，我反复思考的问题是退休以后不工作了，这多出来的时间做什么呢？

　　我应当选择一件自己喜欢的，在今后的时间里有动力能坚持不懈的事情，来使我的退休生活充实而健康。比较了各种选项，我选择了传统的中医学，并希望使其成为我老年生活的"护法天尊"。

中医学既是实用医学，又是我国传统文化中一颗璀璨的明珠，值得炎黄子孙代代相传。中医知识可以帮助我们防病、保健、益寿延年。

为了学习中医，退休后我自然而然地保持着工作期间的习惯，按时起床，按时吃饭，按时翻开书本，按时打开电脑。正常的生活状态，促成了我正常的心态；正常的心态，助成了我健康的身体。随着中医知识的逐渐积累，遵循不治已病治未病的养生之道，我学到了越来越多的中医养生知识，身体也越来越好。

我做过农民，当过工人，原有的专业是汉语言，工作期间在事业单位和国有企业担任一定的管理工作。为了胜任工作，我坚持学习，获得了国土资源部（2018年组建为自然资源部）颁发的高级经济师证书和浙江省人事厅颁发的高级工程师证书，这些都是工作技能和知识，虽然也是我喜欢的，但更多的是为了履职和尽责。

而我现在的选择，是真正为了自身的需要，因为身体的健康已经是最大的需求，没有了健康，一切都受影响。

"独乐乐，不如众乐乐。"觉悟到学习传统中医的好处，感受到学习中医知识对健康的益处，我就想着在进入老年社会的当下，如果一些老年朋友能够通过中医知识的学习，达到自我保健的目的，从而快乐地享受老年幸福生活，也是我们对家庭、对社会、对国家的一点贡献，因此，我大胆编著了这本书。

我知道写书是一件严肃的事，编著涉及人体健康方面的书，更是十分严肃的事情。作为老年人的保健参考书，容不得错误，尤其不能有误导，要体现实用性和准确性。

但由于本人不是医者，加上文字水平有限，书中疏漏之处在所难免，诚望广大读者朋友批评指正。

2021 年 9 月

引　子

黄帝问天师曰："余闻上古之人，春秋皆度百岁，而动作不衰；今时之人，年半百而动作皆衰者，时世异耶？人将失之耶？"

岐伯对曰："上古之人，其知道者，法于阴阳，和于术数，食饮有节，起居有常，不妄作劳，故能形与神俱，而尽终其天年，度百岁乃去。今时之人不然也，以酒为浆，以妄为常，醉以入房，以欲竭其精，以耗散其真。不知持满，不时御神，务快其心，逆于生乐，起居无节，故半百而衰也。

"夫上古圣人之教也，下皆为之。虚邪贼风，避之有时，恬惔虚无，真气从之，精神内守，病安从来？"

译文：

黄帝问岐伯，我听说上古时代的人，年龄超过百岁了，行动却没有衰老的迹象；而现在的人，年龄才到五十岁，动作就显得衰老了，这是时代的不同造成的呢？还是人们违背了养生之道的缘故呢？

岐伯说，上古时代懂得养生之道的人，效法天地阴阳的变化规律，用保养精气的方法来调和，饮食有节制，起居有规律，不过分劳作，所以形体和精神能够协调统一，得以享尽自然的寿命，度过百岁才离开世间。

现代的人就不同了，把浓酒作为甘泉无节制地贪饮，把任意妄为当作生活的常态，纵情声色，醉后还勉强行房，以致精气衰竭，真气耗散。由于不懂得保持精气的充满，不明白节省精神的重要性，一味地追求感官快乐，起居没有规律，所以到了五十岁就老态龙钟了。

上古时期，对通晓养生之道的圣人教诲，人们能够遵守。对于四季不正之气，能够及时回避。思想上清静安闲，少欲少求，真气深藏顺从，精气持守于内而不耗散，这样，疾病就无从发生。

这一段文字，出自《素问·上古天真论》。

《黄帝内经》为我国中医学的奠基之作，它反映了中医学的理论原则和思想，被称为"医之始祖"，是我国现存最早的医学典籍，大约成书于战国至西汉时期。

《黄帝内经》简称《内经》，包括《素问》和《灵枢》两部分，各八十一篇，共一百六十二篇。中医从业者，大多熟读《黄帝内经》；中医爱好者，大多喜爱《黄帝内经》；中国的老百姓，知道《黄帝内经》如知晓"四书""五经"那样普遍。

《上古天真论》是《素问》第一篇，着重讨论了上古之人如何养其天真之气以达健康长寿的问题，以及天真之气对生长发育过程的影响，其重要性不言而喻。

黄帝的"第一问"，也是后人不断地询问和求解的问题：人如何才能长久保持健康？如何才能得到长寿？如何能够享受"天年"？

岐伯的"第一答"，又给当代的我们留下了许多待解决的问题：

"养生之道"是什么？怎样才能成为"知道者"？

"和于术数"，术数是什么？

"食饮有节"的标准是什么？怎样能够做到？

怎样的起居，才是适宜的"有常"？

什么样的劳作，不是"妄作"？

"虚邪贼风，避之有时"，什么是虚邪贼风？如何避之？

如何能够做到"恬惔虚无，真气从之，精神内守"？

"夫上古圣人之教也，下皆为之。"古人由于能够接受圣人之教，并遵循教诲而行之，因此能够得享"天年"。我们如果按照圣人之教而为之，也当可以安享天年乎？

本书期望通过从古代圣贤者留下的典籍中，求得圣人之教；从当代中医学说的理论著作中，求解养生保健之术；为和我一样的中医爱好者，寻找健康长寿之路。

目　录

上　篇
了解中医，知晓养生之道

中 篇

学习中医养生保健之术

下 篇

践　行

上 篇

了解中医，知晓养生之道

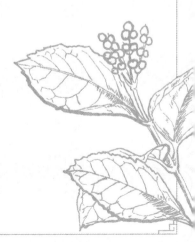

道是天地万物的本原，属于形而上的哲学观念。

《老子》五十一章："道生之，德畜之，物形之，势成之。"

这里的"之"，指万物。万物的生成，必须具备四个条件：道，德，物，势。"万物"，从出现的那一天起，就都从"道"那里获得了自己的本性。无论任何事物，都可以从它们身上看到"道"的作用，所以"道"带有普遍性。

"道"是总规律，是一切规律的总和、总称；分而言之，则有自然之道、社会之道，当然也有从政之道、为学之道、养生之道等。世人可以根据自己的喜好和需求，去追求、学习不同的"道"。人的一生，简而言之，就是学道、知道的过程。

本篇希望通过《中医基础理论》《黄帝内经》《千金翼方》《临床营养学》等著作的学习，让读者知晓养生之道，为科学地养生保健奠定理论基础。

第一章
概说中医

第一节 中医学的文化特征

我们要通过学习中医知识来养生保健，就需要了解中医。本章学习的目的是希望对中医有一个系统的概念性了解，为今后学习中医养生之道奠定基础。

一、文化简说

广义的文化，是指人类在社会实践过程中所创造的物质、精神财富的总和。

狭义的文化，是指精神生产能力和精神产品。

中国传统文化，是指在中国文化历史发展过程中，自夏、商、周以来至鸦片战争前，中国奴隶社会和封建社会时期的文化，是由历史沿革、世代相传的具有中华民族特色的文化。其核心精神为"致中和"，这种"中和"精神，是中国古人追求的最高目标、最高境界。

这是一种普遍和谐的观念，包括自然和谐、人与自然和谐、人与人和谐、人身心内外和谐等。

中国传统文化，在人与社会关系上追求人伦和谐，人际关系融洽、和谐、和睦、以和为贵，即"人和"。中国传统文化特征的具体表现为：

1. 整体性。把宇宙看成是天人合一的和谐整体，从整体上研究复杂体系是中国传统文化的基本特点。

2. 人文性。特别重视人的伦理道德，在哲学、宗教、文学、艺术等文化形态中，传统伦理思想处于中心的、支配的地位。以修身为本，是中国传统道德的基本特点。修身是齐家、治国、平天下的前提和根本。

3. 承传性。认为继承是延续的前提。这种承传性特征，使中华民族丰富而悠久的文化传统从古至今，一脉相承，表现出鲜明的统一性和连续性。中国文化传统的基本精神内涵：天人合一、以人为本、刚健有为、以和为贵。

二、中医学的文化特征

1. 天、地、人三才一体的整体观。中医学认为，天文、地理、人事是一个有机整体。天人合一，形神一体。

中医学从人与自然、社会关系上去认识生命、健康和疾病问题，重视自然、社会和心理因素的作用。强调上知天文、下知地理、中知人事者，方可为医。

2. 以人为本的医德观。中医认为，"天覆地载，万物悉备，莫贵于人"。"人命至重，贵于千金"，把人的生命价值视为医学的出发点和归宿；把不为名利，无欲无求，潜心医术，志存救济，仁爱至尊，认真负责作为医者的医德标准。

3. 阴平阳秘、动静互涵的恒动观。天地万物本原于一气，人之生死系于气。运动是气的根本属性，阴阳的对立统一是气运动的根本原因。人体是一个不断发生着升降出入的气转化运动的机体。"阴平阳秘，精神乃治"，动静有常，互涵平衡，意味着健康，用运动的观念来认识健康和疾病。

4. 未病先防，既病防变的防治观。中医主张"不治已病治未病"，强调未病先防，既病防变，认为治疗于有病之后，不如摄养于未病之先。

第二节　中医学的哲学基础

哲学是关于自然界、社会和人类思维及其发展的最一般规律的学问，是理论化和系统化的世界观与方法论。

世界观，是人们对整个生活世界总的根本看法。其具体表现为自然观、历史观、道德观、科学观。方法论，是关于认识世界和改造世界的方法理论。

气一元论、阴阳学说和五行学说是中国古代哲学的基本理论，也是中医学的哲学基础。

一、气一元论

气，是中国古代哲学中标志物质存在的最基本的范畴，是世界的本原。

气一元论，是中国古代哲学中最根本、最重要的哲学思想，是一种动态的、有机的宇宙观，是中华民族特有的世界观和方法论。宇宙本原于气，气化流行，万物化生。

《道德经》曰："道生一，一生二，二生三，三生万物。"

中国古代哲学建立了气本为一，一分为二，合二而一，中和之道的一二分合的辩证思维系统。"宇宙"是动态的、有机的、气化流行的宇宙。宇宙的演化过程为气—阴阳—五行—万物。

1. 气的基本概念

气的常识概念：具体科学的物质概念，如云气、水气、呼吸之气、水谷之气等。

气的哲学范畴：极其细微的物质，具有运动功能的客观实体，构成世界万物的本质，是抽象的物质概念；物质与功能的统一。

气的泛义：泛指任何现象，包括物质现象和精神现象。

2. 气、元气与精气

气，是一种极细微的物质，是构成世界万物的本原。

元气，是产生和构成世界万物的原始物质，但并非等于世界的本原。

精气，有时也称"精"，精气是一种精灵细微的气。

3. 气的医学含义

中医学的气系统，以气一元论为其宇宙观和方法论，形成了以生理之气为核心的医学科学的气系统。

中医学"气"概念的特点：气是人体生命的物质基础，其运动变化也是人体生命的规律；是生命物质与生理功能的辩证统一。

4. 气一元论的基本内容

其宇宙的含义，是天地万物的总称，是时间和空间的总和。"宇宙"一词，最早见于《庄子·齐物论》。宇宙是多样性的统一，其多样性表现为物质形态的多样性，其统一性在于其物质性。

宇宙的本原——气，是一种极细微的物质，是构成世界万物的本原，是构成宇宙的本始物质。

生命的本原：中国古代哲学，用天人这对范畴来表述人与天地自然的关系，构成了"天人合一"理论。中医根据气一元论，提出了"人与天地同纪""人与天地相参"的观点，从天地大宇宙、人身小宇宙的天人统一性出发，用气的范畴论述了天地自然和生命的运动变化规律。《中医基础理论》引用中医典籍指出："气者，人之根本也""人之生死，全赖乎气。气聚则生，气壮则康，气衰则弱，气散则死"。

生命三要素："形、气、神"构成生命的三要素。形，物质也，形体也；气，为生命物质基础；神，精神、功能，为生命的主宰。

5. 气一元论在中医学中的应用

（1）确立了中医学的自然观。人们对自然界的总的看法称为自然观。中医学基于气一元论确立的自然观，主要体现在两个方面：一是自然肇始于气，气本为一，分为阴阳，阴变阳合，五行以出，化生万物；二是人与天地相参。

（2）确立了中医学的医学观。天人合一，形神合一。人—社会—心理的整体医学模式。中医学基于气一元论，从人与天地万物本原于气的观点出发，《黄帝内经》强调"人生于地，悬命于天，天地合气，命之曰人"。

（3）确立了中医学的方法论。从人与自然以及人身各个部分的统一性来考察生命、健康和疾病的科学问题，强调整体和谐及有机联系，是系统辩证的思维方式。气一元论，关于整体和谐、有机联系、发展变化、相反相成的科学思想，是中国古代科学思想的核心，也是中医科学思想的核心。

（4）确立了中医学的生命观。气是生命的本源。合阴阳之气，媾父母之精，两精相搏，形神乃成。

（5）明确了中医学的疾病观。病因——气失其和为邪气，邪正交争，邪盛；病机——气有不调之处，即病本所在之地，升降出入失常；诊断——察五脏神形，知正气虚实。

（6）树立了中医学的调气防治观。中医根据天、地、人三才一体，皆本原于气一元论思想和"百病皆生于气"的病理观点，确定了以气为核心的防治观。

治病之道——整体调节。三因制宜，因时、因地、因人。

养生之道——以气为本。养生的调气派主张"慎起居，顺四时，和情志，节饮食，适劳逸而调其气"，以促进人体的健康和长寿。

（7）明确了中医学的健康观。健康的特征：人之生死由乎气，气化则物生，气盛则物壮，气弱则物衰，气正则物和。天、地、人系统的气化和谐即气正物和，表现为：

一是机体内部之气和谐，在气化过程中，始终保持既无太过又无不及的和谐稳定状态；二是人体之气与天地之气相应，保持和谐稳定。"形、气、神"，是生命的三要素，气盛则形壮，形壮则神旺。

二、阴阳学说

阴阳学说，是在气一元论的基础上建立起来的中国古代朴素的对立统一理论。

属于中国古代唯物论的辩证法范畴，体现出中华民族辩证思维的特殊精神，其哲理玄奥，反映着宇宙的图式。

中医学，用阴阳学说建立了本门学科的科学观和方法论，阐明生命的起源和本质，及人体的生理功能、病理变化、疾病的诊断和防治的根本规律。

阴阳学说贯穿于中医的理、法、方、药之中，指导着中医学的科学实践。

1. 阴阳学说的医学含义

本义是向日和背日的意思，向日为阳，背日为阴；为阴气，为阳气；气有阴阳，一物两体。

引申义是指相互对立的两端，即一切相互对立的两个方面。阴阳是气本身所具有的对立统一属性，气分阴阳，阴阳统一于气。气有阴阳，屈伸相感。阴阳交感，是宇宙的根本规律。"一阴一阳之谓道，阴阳不测之谓神。"

阴阳既是中国古代阴阳学说的范畴，又是中医学中的基本概念。阴阳的医学含义包括物质、实质、属性三个方面。

阴阳，表示宇宙的本原物质。气是构成天地万物的本原物质，气一物两体，分之为二，合之为一。二分之为阴气和阳气，阴气和阳气是宇宙的本原。

阴阳，表示天地万物的实体。如人体腑为阳，脏为阴；背为阳，腹为阴；四肢外侧为阳，内侧为阴；气为阳，血为阴；形为阳，神为阴。

阴阳，表示事物对立统一的属性。阳，表示明亮、温暖、运动、外在、上升、清晰等；阴，代表黑暗、寒冷、静止、内在、下降、混浊等。

阴阳，是一事物内部或两种事物之间相互对立的两种基本属性。凡是一分为二，相反相成规定的概念，或物质，或实体，或性质，均可用阴阳称之。

2. 阴阳学说确定了中医学的科学观

中医阴阳学以普遍联系的、运动的辩证观点，论述医学的具体科学问题，其基本概念、基本原理和基本理论，揭示了人体正常和异常的生命活动规律，以指导对疾病的诊断、防治以及养生和康复。

（1）普遍联系观。指事物内部矛盾双方或事物之间相互依赖、相互制约、相互渗透和相互转换的关系，是事物存在和发展的条件。阴阳之道同气相求，交感相应是阴阳的普遍联系原则，体现了整体观念的普遍观点。天地人的复杂系统，通过阴阳的交感相应而联系成为一个有机的整体，即阴阳交感，天、地、人三才成为一体。

（2）运动变化观。物质的存在形式及其固有属性称为运动，包括宇宙中所发生的一切变化过程。运动有升降、出入、进退之分，变化有量变和质变之别。《黄帝内经》曰："成败倚伏生乎动，动而不已，则变作矣""阴阳四时者，万物之终始也，死生之本也"。阴阳交错，上下相邻；动静相召，而变由生。物生，谓之化；物极，谓之变。

3. 阴阳学说确立了中医学的方法论

（1）朴素的辩证思维方式。阴阳学说是中国古代的辩证法，它确立了中医学的普遍联系和运动变化的科学观。主要表现形式为：

联系思维。阴阳交感相应反映天地万物统一于气，而互相联系的机制，体现了从普遍联系、相互制约观点认识事物的整体思维方式。

变易思维。阴阳消长和阴阳转化，体现了从运动变化的观点来认识事物的变易思维形式。

和谐思维。和，恰到好处之谓"和"。"谨察阴阳所在而调之，以平为期""阴阳和调"，此谓事物在阴阳矛盾的变易过程中，无过无不及。

相成思维。又称相反相成思维，以相互联系、相互依赖、相互补济的观点，认识事物对立统一的思维方式。

（2）一分为二的分类方法。分类，以比较为基础，通过比较识别出事物的共同点和差异性；划分，是揭示事项或概念外延的逻辑方法，按一定标准把事项或概念反映的对象分成若干小类。

阴阳分类法，属于逻辑学上的两分法，即把一个母项，划分为二个外延上互相否定的子项，其中一个子项具有某种属性，而另一个子项则不具有某种属性。

阴阳是对自然界相互关联的某些事物或现象对立双方属性的概括，凡是运动的、外向的、上升的、温热的、明亮的、兴奋的都属于阳的范畴，凡是属于静止的、内守的、下降的、寒冷的、晦暗的、抑制的都属于阴的范畴。

中医阴阳学说，在两分法的基础上，又创造了一种"三阴三阳"的分类，即先把母项划分为阴和阳两个子项，然后再将"阴"分成三个细项——太阴、少阴、厥阴；将"阳"分成三个细项——太阳、阳明、少阳。

4.阴阳学说论述的医学基本问题

生命观。说明人的物质性，生于本，本于阴阳，人体是阴阳二气的对立统一体，人体有形，不离阴阳。《黄帝内经》曰："阴在内，阳之守也；阳在外，阴之使也。"

阳气主要为四肢、肌肉提供营养，阴气主要为内在脏腑提供营养，所谓"清阳发腠理，浊阴走五脏；清阳实四肢，浊阴归六腑"。阳主升，阴主降。死生之机，升降而已。气化正常，就表现为生命活动正常。

健康观。"阴阳"匀平，形、肉、血气相称，是谓"平人"，即健康的人，是指脏腑经络功能正常，气血运行和谐，形肉、血气相协调的人。

健康，包括机体内部以及机体与环境之间的阴阳平衡。人体生理活动的基本规律可概括为阴精物质，与阳气功能的矛盾运动，属阴的物质与属阳的功能之间的关系，就是对立统一关系的体现。阳，是以阴为基础的。

疾病观。阴阳失调，人体平衡破坏，就意味着生病。

从病因分：一般而言，六淫属阳邪，饮食居处情志失调等属阴邪；但阴阳之中还有阴阳，如六淫之中，风、暑、燥、火为阳邪，寒、湿为阴邪。

从病理分：其外感病或内伤病，就是阴阳的偏盛或偏衰。阴阳偏盛，属于阴阳任何一方高于正常水平的病理变化；阴阳偏衰，属于阴阳任何一方低于正常水平的病理变化。阴阳偏衰会导致阴阳互损。

（1）阴阳偏盛

阳盛则热。阳盛是病理变化中，阳邪亢盛而表现出来热的病变。如暑热之邪、阳邪致病，可造成人体阳气偏胜，出现高热、汗出、口渴、面赤、脉数等，属于实热。

阳盛则阴病，是指阳盛，必然会损伤人体的正气。

阴盛则寒。阴盛是病理变化中，阴亢盛而表现出来寒的病变。如纳凉饮冷，造成肌体内阴气偏盛，出现腹痛、泄泻，形寒肢冷，舌淡苔白，脉沉等症状，其性质属寒。

阴盛则阳病，是指阴盛必然损伤人体的阳气，为实寒。

（2）阴阳偏衰

阳虚则寒。阳虚是人体阳气虚损。阴或阳的任何一方不足，必然导致另一方的相对偏盛，阳虚不能制约阴，则阴相对偏盛而出现寒象。如肌体阳气虚弱，可出现面色苍白，畏寒肢冷，神疲蜷卧，自汗，脉微等症状，性质属寒，称为虚寒。

阴虚则热。阴虚是人体阴液不足。阴虚不能制约阳，则阳就相对偏盛而出现热象。久病耗阴或素体阴液亏损，可出现潮热，盗汗，五心烦热，口舌干燥，脉细数，属于虚热。

阳虚则寒，属于阳消而阴长；阴虚则热，属于阴消而阳长。其中以阴消为主，阳长居其次。

（3）阴阳互损，包括阳损及阴、阴损及阳。

阳损及阴，以虚寒为主，虚热居次；

阴损及阳，以虚热为主，虚寒居次。

（4）阴阳转化。阴阳偏盛、偏衰的病理变化可以在一定的条件下，各自向相反的方向转化。

（5）阴阳两虚。阴阳两虚则是虚寒、虚热并存，且暂时处于均势状态。

5. 阴阳学说对疾病诊断的指导意义

（1）指导分析中医四诊

在望诊中，色泽的阴阳，以色黄、赤、鲜明为阳；青、白、黑、灰暗为阴。

在闻诊中，声音高亢洪亮、呼吸有力者，属阳；低微无力、呼吸细微者，属阴。

在问诊中，口渴喜凉者，属阳；口渴喜热者，属阴。

在脉诊中，脉浮、数、洪、滑等属阳；脉沉、迟、细、涩等属阴。

（2）指导辨别疾病证候

证候是中医学诊断疾病的核心，辨别阴证、阳证是诊断的基本原则。

在八纲辨证中，表证、热证、实证，为阳；里证、寒证、虚证，为阴。

在脏腑辨证中，有气虚、血虚，阳虚、阴虚之分。其中气虚和阳虚，属于阳虚的范畴；血虚和阴虚，属于阴虚的范畴。

张景岳说："凡诊病施治，必须先审阴阳，乃为医道之纲领，阴阳无谬，治焉有差？医道虽繁，阴阳而已。"

（3）指导养生防病

春夏养阳，秋冬养阴；精神内守，饮食有节，起居有常；法于阴阳，和于术数。

6.阴阳学说指导疾病的治疗

（1）阴阳偏盛的治疗原则

阴或阳的过盛有余，为有余之证。治则为"损其有余"，"实者泻之"。

阳盛则阴病，阳盛则热；阳热盛，易于损伤阴液。阴盛则阳病，阴盛则寒；阴寒过盛，易于损伤阳气。故调整阴阳偏盛的时候，应注意是否有阴或阳的偏衰问题。

如偏盛的相对一方，没有偏衰时，即可采用"损其有余"之法。

而偏盛的相对一面，有偏衰的，则当兼顾其不足，配合扶阳或抑阴之法。

如阳盛则热，属实热证；宜用寒凉药以制其阳，即热则寒之。

而阴盛则寒，属实寒证；宜用温热药以制其阴，即寒则热之。

（2）阴阳偏衰的治疗原则

阴阳偏衰，即阴或阳的虚损不足；或为阴虚，或为阳虚。

阴虚的治疗原则：阴虚不能制阳，而导致阳亢者，属虚热证；治当滋阴以抑阳，一般不用寒凉药，直折其热，而用"壮水之主，以制阳光"，滋阴抑火，以抑制阳亢火盛。

阳虚的治疗原则：阳虚不能制阴，而造成阴相对亢盛者，属虚寒证；治疗当扶阳制阴，一般不宜用辛温发散药，以散阴寒，须用"益火之源，以消阴翳"的方法，即用扶阳益火之法，以消退阴盛。

（3）阴阳俱损的治疗原则

阳损及阴，根据阴阳互根的原理，阳损及阴则治阳要顾阴，即在充分补阳的基础上佐以滋阴。

阴损及阳，则治阴要顾阳，即在充分补阴的基础上佐以扶阳。这种治疗原则为"补其不足"或"虚则补之"。

三、五行学说

五行学说，属于中国古代唯物论和辩证法范畴，属元素论的宇宙观，是一种朴素的系统论。五行学说一方面认为，世界万物是由木、火、土、金、水五种基本物质所构成,对世界的本原做出了正确的回答;另一方面认为,任何事物都不是孤立的、静止的,而是在不断相生、相克的运动之中维持着协调平衡。

中医学把五行学说应用于医学领域,以系统论观点来观察人体,阐述人体局部与全部、个体与整体之间的有机联系。

(一)五行学说的哲学意蕴

五行学说属于中国古代哲学理论范畴,认为宇宙间的一切事物都是由木、火、土、金、水五种基本物质所构成。

五行与气的关系:气是世界的本原,一气分木、火、土、金、水五行,五行同一气。五行、气、阴阳,三者都是中国古代哲学的重要范畴。

五行与阴阳的关系:天降阳,地出阴,阴阳合而生五行。五行本原于阴阳之气,阴阳二气相互作用而产生五行。五行阴阳也,阴阳太极也,太极本无极也。五行寓阴阳,阴阳的对立统一,使五行结构具有了自我运动和自我调节的功能。阴阳的对立互根和消长转化,维持着五行系统结构的平衡。

(二)五行学说的基本规律

1. 五行相生的含义

木、火、土、金、水之间存在着有序的递相资生、助长、促进的关系,称为五行相生。

五行相生的次序：木生火，火生土，土生金，金生水，水生木。在相生的关系中，任何一行都有"生我"和"我生"两方面的关系。"生我"者为母，"我生"者为子。

如肝（木）是心（火）之母，脾（土）是心（火）之子。

2. 五行相克的含义

木、火、土、金、水之间存在着有序的递相克制、制约的关系，称为五行相克。

五行相克的次序：木克土，土克水，水克火，火克金，金克木。木得金敛，则木不过散；火得水伏，则火不过炎；土得木疏，则土不过湿；金得火温，则金不过收；水得土渗，则水不过润。

在相克的关系中，任何一行都有"克我"和"我克"的两方面关系，《黄帝内经》称为"所胜""所不胜"的关系："克我"者为"所不胜"，"我克"者为"所胜"。

3. 五行制化规律

制化，即掌握事物的变化之意，在五行学中指五行的生克互用。五行相生与五行相克，生中有克，克中有生，平衡协调称为制化。

生克制化规律是一切事物发展变化的正常现象，在人体则是正常的生理状态。五行生克一旦出现太过或不及，五行系统自身就会再一次进行相生相克的调整。

4. 五行相乘规律

乘，乘虚侵袭之意。相乘，即相克太过，超过了正常制约的程度，使事物失去了正常的协调关系。五行之间相乘的顺序，与五行相克相同，但被克者更加虚弱。

具体表现：一是五行中任何一行本身已经不足，克制它的一行又乘虚侵袭，而导致这一行更加不足，即乘其虚而袭之；二是五行中任何一行本身过亢，而原来受它克制的那一行，虽然处于正常水平，但由于克它的那一行过强，克伐过度，同样会打破正常的制约关系，出现过度相克的现象。

"相克"与"相乘"的区别：

相克，是正常情况下的制约关系，在人体表示生理现象。

相乘，是正常制约关系遭到破坏的异常现象，在人体表示病理变化。

5. 五行相侮规律

"侮"即欺侮，有恃强凌弱之意。相侮，是指五行中任何一行本身太过，导致应该克制它的一行，不仅不能制约它，反而被它所克制，又称反克。

五行相侮的顺序与五行相克反向，如木侮金、金侮火等。

相侮现象的发生也有两个方面，以肝木为例：当肝木过度亢盛时，肺金不但克制不了肝木，反而被肝木克制了，即肝木反而侮肺金；当肝木过度衰弱时，肝木克制不了脾土，脾土反而乘肝木了。

6. 五行胜复规律

五行相胜、相制中的克制与反克制，称为五行胜复。如木气太过，作为胜气则过度克土，而使土气偏衰，土衰不能制水，则水气偏胜而克火，火衰则制金不及而致金旺，金旺则克木，使木行亢盛得以平复。

7. 五行特性

事物属性的五行归类表

自然界							五行	人体						
五音	五味	五色	五化	五气	五方	五季		五脏	五腑	五官	五体	五志	五声	五变
角	酸	青	生	风	东	春	木	肝	胆	目	筋	怒	呼	握
徵	苦	赤	长	暑	南	夏	火	心	小肠	舌	脉	喜	笑	忧
宫	甘	黄	化	湿	中	长夏	土	脾	胃	口	肉	思	歌	哕
商	辛	白	收	燥	西	秋	金	肺	大肠	鼻	皮毛	悲	哭	咳
羽	咸	黑	藏	寒	北	冬	水	肾	膀胱	耳	骨	恐	呻	栗

五行的特性：木、火、土、金、水五种物质所特有属性的统称，包含本体论层面和逻辑学层面的双重含义。

木的特性："木曰曲直。"曲，屈也；直，伸也。树木的枝条具有能屈能伸的特性，引申为凡具有生长、升发、条达、舒畅等作用或性质的事物，都可归属于木。

火的特性："火曰炎上。"火具有发热、温暖、向上的特性，引申为具有温热、升腾、光明性能的事物和现象，均可归属于火。

土的特性："土爰稼穑。"春种为稼，秋收为穑。土具有载物生化的特性，故称土载四行，为万物之母，五行以土为贵，引申为凡具有生化、承载、受纳性能的事物和现象，皆归属于土。

金的特性："金曰从革。"从，顺从；革，革除，变革。引申为凡具有肃杀、潜降、收敛等性能的事物和现象，均可归于金。

水的特性："水曰润下。"润，湿润；下，向下。水具有滋润、就下、闭藏的特性，引申为凡具有寒冷、滋润、就下、闭藏性能的事物和现象，都可归属于水。

（三）五行论述医学的基本问题

1. 中医的相关观念

（1）生命观。中医学根据五行学说论述了生命的复杂性，论述了人与天地相应，人与自然气化相通的规律，以及环境因素与人体生命活动的相互作用。

（2）生命体的整体性。人体是一个以五为基数，按木、火、土、金、水五行框架，构成以五脏为中心的五大系统，通过五行生克制化、乘侮胜复的调节，使之成为一个有机的、动态的、和谐的有机整体。

（3）生命体的层次性。人体是按五行系统层次、生克制化、乘侮胜复规律，建立起来的复杂系统。

（4）健康观。气得和为正气，气正即物和。气一元论称健康为气之"和"，"阴阳匀平，命曰平人"。

（5）五大系统。中医学说的五行学说，以五脏为中心，将人体结构划分为五个系统。以肝、心、脾、肺、肾（五脏）为中心，胆、小肠、胃、大肠、膀胱、三焦（六腑）为配合，筋、脉、肉、皮毛、骨（五体）为支配，开窍于目、舌、口、鼻、耳（五官），外荣于爪、面、唇、毛、发，从而为藏象学说奠定了基础。

2. 五脏的部分生理功能

肝属木，木性可曲可直，条顺畅达，有生发的特性，故肝喜条达而恶抑郁。肝有疏泄功能。

心属火，火性温热，其性炎上，故心阳有温煦之功。

脾属土，土性敦厚，有生化万物的特性，故脾有运化水谷，运送精微，营养五脏、六腑、四肢百骸之功，为气血生化之源。

肺属金，金性清肃、收敛，故肺有清宣、肃降之能。

肾属水，水性润下，有寒润、下行、闭藏的特性，故肾有闭藏、藏精、主水的功能。

3. 五脏之间相互滋生的关系

肝与心的滋生关系：木生火，即肝木济心火。肝藏血，心主血；肝藏血的功能正常，有助于心主血功能的正常发挥。

心与脾的滋生关系：火生土，心火温脾土。心主血，藏神，脾主运化、生血、统血。心主血功能正常，血能营脾，脾才能发挥主运化、生血、统血功能。

脾与肺的滋生关系：土生金，脾土助肺金。脾能益气，化生气血，转输精微以充肺，促进肺主气的功能，使之宣肃正常。

肺与肾的滋生关系：金生水，即肺金养肾水。肺主清肃，肾主藏精，肺气肃降有助于肾藏精、纳气、主水之功。

肾与肝的滋生关系：水生木，即肾水滋肝木。肾藏精，肝藏血，肾精可化肝血，以助肝功能的正常发挥。

4. 五脏之间的制约关系

肝属木，木克土；心属火，火克金；脾属土，土克水；肺属金，金克木；肾属水，水克土。

五脏中每一脏都有"生我"和"我生"、"克我"和"我克"的关系。每一脏在功能上，因有其他脏的支助，而不至于虚损，又能克制其他的脏器，使其不至于过亢。本脏之气太盛，则由其他脏之气制约；本脏之气虚损，则又可由其他脏之气补之，达到五脏之气"无过无不足"的运行状态，从而维持身体的健康。

（四）五行阐述中医的疾病观

五行系统制化失衡，则人体内外环境失和而为病。五行学说应用于疾病学，重在说明病机和诊断。

1. 对病机的认识

主时受邪发病。主时之脏受邪发病，由于五脏各以所主之时而受病，当其时者，必先受之。春天的时候，肝先受邪；夏天的时候，心先受邪；长夏的时候，脾先受邪；秋天的时候，肺先受邪；冬天的时候，肾先受邪。

据此可形成养身理论，即春季前要养肝，夏天来临前要养心，长夏以前要养脾，秋天到来以前要养肺，冬天来临以前要养肾。在五脏所对应季节，要重点预防对应脏腑受病。

太过之气的发病规律：太过之气不仅可以反侮其所不胜之脏，还要乘其所胜之脏。

不及之气的发病规律：不及之气不仅所胜之脏妄行而反侮，即使是生我之脏，亦有受病的可能。

1. 疾病的传变规律

由于人体是一个有机整体，五脏之间又是相互制约、相互滋生关系，因而在病理上必然相互影响，这就是传变。传变又分为相生关系传变和相克关系传变。

（1）相生关系传变，包括"母病及子"和"子病犯母"两个方面。

母病及子，是指先有"母脏"病变，随后"子脏"也发生了病变。如肾阴虚不能滋养木，其临床表现，在肾则为肾阴不足，多见耳鸣、腰膝酸软、遗精等；在肝则为肝之阴血不足，多见眩晕、消瘦、乏力、肢体麻木，或手足蠕动等。肾属水，肝属木，水能生木；现水不生木，其病由肾及肝，由母传子，称为"母病及子"。

子病犯母，又称"子盗母气"，指病邪从子脏传来，侵入母脏。如心火亢盛而致肝火炽盛，有升无降，最终导致心肝火旺。心与肝两脏之间，心为子脏，肝为母脏。心病后犯母，导致肝也病，称为"子病犯母"。

"母病及子"为顺，其病轻；"子病犯母"为逆，其病重。

（2）相克关系传变，包括"相乘"和"反侮"。

相乘传变，是相克太过为病。如木太旺乘土，由于肝气横逆，疏泄太过，影响脾胃，导致消化功能紊乱。肝气横逆，则现眩晕头痛、烦躁易怒、胸闷胁痛等症；肝病及脾，表现为脘腹胀痛、厌食、大便溏泄或不调等脾虚之症；肝病及胃，表现为纳呆、嗳气、吞酸、呕吐等胃失和降之症。

相侮传变，是指病变按反克的方向传变。如肝火偏旺，影响肺气清肃，临床表现有胸胁疼痛、口苦、烦躁易怒、脉弦数等肝火过旺之症；又有咳嗽、咳痰或痰中带血等肺失清肃之症。

（五）五行学说指导疾病诊断的意义

由于五脏与五色、五音、五味等五行分类归属具有一定的联系，这种五脏系统的层次结构，为诊断和治疗奠定了理论基础。

1. 确定脏腑病变部位

从"本脏"所主之色、味、脉来诊断本脏之病，如面见青色，喜食酸味，脉象为弦，可以初步诊断为肝病；面见赤色，口味苦，脉象洪，可以初步诊断为心火亢盛。

2. 推断脏腑相兼病变

从"他脏"所主之色，来推测五脏病的传变。如脾虚的病人，面见青色，为肝木乘脾土；心脏病患者，面见黑色，为肾水克心火。

3. 推断病变的预后

从脉与色之间的生克关系，来判断疾病的预后。如肝病色青，见弦脉，则色脉相符，为顺；如果不得弦脉，反见浮脉，则属相胜之脉，即金克木，为逆；若得沉脉，则属相生之脉，即水生木。

（六）五行学说确定的疾病防治观

1. 控制疾病传变

运用五行子母相生相克和乘侮规律，可以判断五脏疾病的发展趋势。在治疗时，除对所病之"脏"进行治疗外，还应考虑到其他有关脏腑的传变关系，根据五行的生克乘侮规律，来调整其太过与不及。如肝气太过，知道木过旺必克土，故应先健脾胃以防其传变，脾胃不伤，则病不传，易于痊愈。疾病是否传变，取决于脏腑的功能状态，虚则传，实则不传。

2. 确定治则治法

临床上以相生相克规律发生的传变，多属于母病及子；其次为子盗母气。其基本治疗原则是补母或泄子，即"虚则补其母，实则泄其子"。

3. 指导脏腑用药

中药以色味为基础，以归经和性能为依据，按五行学说加以归类，如青色、酸味入肝；赤色、苦味入心；黄色、甘味入脾；白色、辛味入肺；黑色、咸味入肾。

（七）运用五行学说的具体治法

1. 虚则补其母

对五脏虚证可采用补其母脏来治疗，此法用于母子关系的虚证。如肾阴不足，不能滋养肝木，而致肝阴不足者，称为水不生木或水不涵木，可不直接治肝，而补肾之虚，补肾水以生肝木。再如，肺气虚弱到一定程度，"子盗母气"，可影响脾之健运，导致脾虚。脾为母，肺为子，脾土生肺金，可以采用补脾气以益肺气的治疗方法。

2. 实则泄其子

五脏实证可采用泄其子脏来治疗，即实则泻其子。如出现肝火实证时，肝是母，心是子，可采用泻心火以助泻肝火的方法治疗。母虚累子，先有母的症状；子盗母气，先有子的症状；单纯子病，须有子虚久不复原的病史。

3. 滋水涵木法

是采用滋养肾阴达到养肝阴的方法，又称滋肾养肝法、乙癸同源法；适用于肾阴亏损而肝阴不足，甚至肝阳偏亢之证；症见头目眩晕、眼干、目涩，耳鸣、颧红，口干，五心烦热，腰膝酸软，男子遗精，女子月经不调，舌红苔少，脉细弦数等。

4. 益火补土法

是采用温肾阳以补脾阳的方法，又称温肾健脾法；适用于肾阳衰微而致脾阳不振之证。中医所说"火不生土"，多指命门之火或肾阳不能温煦脾土的脾肾阳虚之证，少有指心火与脾阳的关系；适用症为畏寒、四肢不温，纳减、腹胀、泄泻、浮肿等。

5. 培土生金法

是采用健脾生气而达到补益肺气的方法，又称补养脾肺法，适用于脾胃虚弱，不能滋养肺脏的肺虚脾弱之证。表现为久咳不已，痰多清稀，或痰少而黏，食欲减退，大便溏薄，四肢乏力，舌淡脉弱等。

6. 金水相生法

是采用滋养肺肾之阴的一种治疗方法，又称补肺滋肾法、滋养肺肾法，是肺肾同治的方法，有"金能生水，水能润金之妙"。适用于肺虚不能疏布津液以滋肾。表现为咳嗽气逆，干咳或咯血、音哑，骨蒸潮热，口干，盗汗，遗精，腰酸腿软，身体消瘦，舌红苔少，脉细数等。

7. 抑强法

用于相克太过，如肝气横逆，犯胃克脾，出现肝脾不调、肝胃不和之证，称为木旺克土。治疗以疏肝、平肝为主。

8. 扶弱法

用于相克不及，如肝虚瘀滞，影响脾胃健运，称为木不疏土。治疗以和肝为主，兼顾健脾加强双方的功能。

9. 抑木扶土法

是采用疏肝健脾治疗肝旺脾虚的一种方法，适用于木旺克土之证。表现为胸闷胁胀，不思饮食，腹胀肠鸣，大便秘或溏，或脘痞腹痛，嗳气等。

10. 培土制水法

是健脾利水以治疗水湿停聚病证的治法，适用于脾虚不运，水湿泛滥而致水肿胀满之证，实际是脾肾同治法。

11. 佐金平木法

是采用清肃肺气以抑制肝木的一种治疗方法，又称滋肺清肝法；适用于症见胁痛、口苦、咳嗽、痰中带血，急躁烦闷，脉弦数。

12. 泻南补北法

即泻心火、补肾水，适用于肾阴不足，心火偏旺，水火不济，心肾不交之证；症见腰膝酸痛、心烦失眠、遗精等。

第三节 中医学理论体系的形成和发展

1.中国古代哲学与中医学

哲学，是理论化、系统化的世界观和方法论，是关于自然界、社会和人类思维及其发展的最一般规律的学问。

中医学，是以中国古代朴素的唯物论和辩证法思想，即以气一元论和阴阳五行学说为哲学基础，以辨证论治为诊疗特点的医学理论体系。中国古代哲学的天人合一，以人为本，人伦和谐的天人观和价值观，以及系统辩证思维，如整体思维、对应思维、变易思维、中庸思维等思维方式，对中医学的医学观和方法论的形成和发展，起到决定性的作用。

2.中国古代自然科学与中医学

自然科学，是研究自然界的物质形态、结构、性质和运动规律的科学，一般把现代自然科学分为"基础科学""技术科学或应用科学"和"工程科学"三大类。

《黄帝内经》《难经》关于内脏器官的形态、位置、大小、容积和重量，尤其对消化系统的描述，是相当丰富和准确的，与现代解剖学十分相近。中国古代的解剖学，为中医学认识生命、健康和疾病问题奠定了形态学基础。

3. 中国古代社会科学与中医学

社会科学，是研究社会现象的科学，其任务是研究并阐述各种社会现象及其发展规律，包括政治、法律、道德、艺术、宗教等上层建筑的意识形态范畴。

中国传统文化的精神基础是伦理，重视人伦和谐，强调"仁者爱人"，以及"和为贵"。"以和为贵"，是中华民族的核心价值观念，注重人与人、人与自然的和谐统一。在伦理上，把道德修养放在首位。

中医学强调天、地、人三才中，人最为贵。仁爱救人是医德的基本原则，所谓"医乃仁术"。中医学"以人为本的医学观，尤其重视人的社会属性，从形体、神志、环境"的和谐统一，来认识健康与疾病的问题。

一、中医学理论体系的形成和发展

（一）中医理论体系的形成

1. 中医理论体系形成的条件

先秦两汉时期，中国传统文化比较发达，哲学、社会科学、自然科学，特别是生物科学，均取得了非凡的成就，为中医学理论体系的形成奠定了自然观、方法论和医学观的基础。

在气、阴阳、五行哲学思想的指导下，以天人合一的系统整体观，运用朴素的辩证思维方式，对以往的医药学实践经验和生物科学，特别是解剖学、生理学等零散的医疗经验进行了系统总结、概括，形成了中医学的科学理论体系。

2. 中医学理论体系形成的标志

《黄帝内经》《难经》《伤寒杂病论》和《神农本草经》四大典籍的诞生，标志着中医学理论体系的初步形成。

《黄帝内经》，包括《素问》和《灵枢》两部分，各为81篇，共162篇。该书在气一元论、阴阳学说和五行学说的指导下，全面而系统地论述了人体的解剖、生理、诊断、治疗及预防、养生等。其内容包括藏象、经络、病因、病机、诊法、辨证、治则、病证、针灸和汤液治疗等，奠定了中医学的理论基础，确立了天、地、人三才一体的整体医学模式，建立了中医学的理论体系，是中医学的奠基之作。

《难经》，原名《黄帝八十一难经》，计3卷，是继《黄帝内经》之后的又一部中医经典著作。

《伤寒杂病论》，奠定了辨证论治理论体系，为后世临床医学的发展奠定了基础。该书为东汉末年张仲景所著，经宋代林亿等整理出版时，分成《伤寒论》和《金匮要略》。

《伤寒论》创立了三阴三阳辨证方法（简称为六经辨证），后世医学家们从六经辨证中提取了八纲分证的内容，进而形成了八纲辨证。《金匮要略》以脏腑论内伤杂病，论述了中医内科、妇科、外科等 40 余种疾病的病因、病机、诊断、方药等。

《神农本草经》，又称《本草经》，是我国现存最早的中药学专著，约成书于东汉时期。全书收载药物 365 种，根据药物功效将其分为上、中、下三品，"上品养命以应天，中品养性以应人，下品治病以应地"，是中国药物学最早的药物分类方法。

本书还概括论述了"君、臣、佐、使"的组方原则，将中药"寒、热、温、凉"四性给予区分，明确了药的"酸、苦、甘、辛、咸"五味对五脏的作用，提出了药物之间组合用方要注意单行、相须、相使、相畏、相恶、相反、相杀等"七情和合"的药物配伍理论。

（二）中医学理论体系的发展

1. 魏晋隋唐时期

杨上善、王冰整理《黄帝内经》《伤寒杂病论》；王叔和、孙思邈对《伤寒杂病论》进行整理、研究、提升。

王叔和的《脉经》为中医学第一部脉学专著，为后世脉学的发展奠定了基础。

巢元方的《诸病源候论》为中医学第一部病因病机证候学专著。

孙思邈的《千金要方》堪称我国第一部医学百科全书。

2. 宋金元时期

刘完素，力倡"六气皆从火化""五志过极皆能化火"，用药多用寒凉，被称为"寒凉派"。其火热理论，对温病学说的形成具有深刻的影响。

张从正，力倡"攻邪论"，主张"邪去则正安"，善用汗、吐、下三法以攻邪，被称为"攻下派"。

李东垣，提出了"内伤脾胃，百病由生"的学术观点，著有《脾胃论》，治病"重在调脾胃""升举清阳"，被称为"补土派"。

朱震亨，号丹溪，力倡"相火论"，其学术思想的根本观点为"阳常有余，阴常不足"，治病以滋阴降火为主，被称为"滋阴派"。

3. 明清时期

吴又可，创立了传染病病因学的"戾气学说"概念，著有《温疫论》，为温病学说的形成奠定了基础。

叶天士的《温热论》，首创卫气营血辨证理论，他和其他一些温病学家，创立了以卫气营血、三焦为核心的一套比较完整的温病辨证论治方法，从而使温病学形成了完整的理论体系。温病学说和伤寒学说相辅相成，成为中医治疗外感病的两大学说，在治疗急性热病方面做出了巨大的贡献。

以薛己、张介宾、赵献可为代表的温补学派，提出了"命门学说"，认为命门寓含着阴阳水火，为五脏六腑阴阳的根本，是调节全身阴阳的枢纽。

李中梓则正式提出了"肾为先天之本，脾为后天之本""乙癸同源"的见解，为藏象学的发展做出了新贡献。

王清任的《医林改错》，为"脑主思维"和"血瘀"学说提供了新的科学认识。

李时珍的《本草纲目》，是一部内容丰富、论述广泛，影响深远的药学巨著，而且还对人体生理、病理、疾病的诊断、治疗，以及预防等进行了详细的论述。

（三）中医学理论体系的唯物辩证观点

1. 唯物主义生命观

中医学认为，生命是物质的，生命现象是物质运动，是人体脏腑组织功能活动的综合。精气是构成人体的原始物质，"人之生也，必合阴阳之气，媾父母之精，两精相搏，形神乃成"，形成胚胎，产生了形神兼备的人体。

2. 唯物主义形神观

"形"和"神"，是中医古代哲学的一对范畴。形，指形体、肉体；神，指精神、灵魂。形神关系，实际上是物质与精神的关系。"形乃神之宅，神乃形之主。"形是体，是本；神是生命的功能及作用。

神的物质基础是气血，气血又是构成人体的基本物质，而人体脏腑的功能活动，以及气血的运行，又必须受神的主宰，这种"形与神"相互依存和不可分割的关系，称为"形与神俱"。"形存则神存，形谢则神灭；无神则形不可活，无形则神无以附"，二者相辅相成，不可分离，形神统一是生命存在的根本保证。

中医学理论中的形神统一观，是养生防病，延年益寿，以及诊断治疗的重要理论根据。

3. 唯物主义疾病观

中医学对疾病的发生，不但从自然环境和社会环境去寻找致病根源，更重要的是从机体内部去找致病根源，说明病理变化，从而对生命、健康和疾病的内在联系作出了唯物主义的说明。

中医学认为病邪侵犯人体，首先破坏阴阳的协调平衡，使阴阳失调而发病，但发病的关键在于人体正气（免疫力）的强弱，即所谓"正气存内，邪不可干""邪之所凑，其气必虚"。

（四）中医学理论体系的辩证法思想

中国古代哲学，气一元论和阴阳五行学说具有丰富的、朴素的辩证法思想，以此为世界观和方法论的中医学理论体系，也必然具有朴素的辩证法思想。

1. 对立统一观

中医认为阴阳是自然界运动发展的根本规律，生命是自然界运动的高度发展，是阴阳两气相互作用的结果。生命的本质，就是机体内的阴阳矛盾。人的生命活动过程，就是人体的阴阳对立双方在不断的矛盾运动中取得统一的过程。

2. 整体观

天、地、人三才一体，"天地合气，命之曰人"。人体以五脏系统为核心，各个脏腑组织器官共处于一个统一体中，不论是在生理上还是在病理上，都是互相联系、互相影响的。

3. 运动观

运动是物质的固有属性，"天之生物，故恒于动，人之有生，亦恒于动"。

中医学辩证法思想，贯穿在中医学的生理、病理、诊断和治疗各个方面，具体表现在：

一是生理学上的辩证观点。人体以五脏为中心，内外环境相统一的藏象学说整体观；脏腑之间相互依存、相互制约的对立统一观；气血津液等生命活动的必要物质与脏腑生理功能、精神活动与生理活动之间的辩证统一观。

二是病理学的辩证观点。既注意内因，又不排斥外因的病因学观点；"正气存内，邪不可干"，强调内因发病学观点；五脏相通，病变互传，注重整体联系的病理学观点。

三是诊断学的辩证观点。认为疾病是肌体各系统脏腑器官之间，以及肌体与外界环境平衡协调、对立统一关系的破坏。主张明天道、地理，识社会人事，通过事物的相互关系来诊断疾病；由外知内，由内而外，四诊合参等透过现象认识本质。

四是防治学的辩证观点。强调未病先防，既病防变；主张扶正祛邪，调整阴阳。治疗上强调"异病同治、同病异治"，整体与局部并重。

二、中医学理论体系的基本特点

中医学理论体系的基本特点，是指这一理论体系在医学观和方法论层次上的根本特点。由中医学的气一元论、阴阳学说和五行学说决定的，以系统的、整体的、运动的、辩证的观点认识生命、健康和疾病等医学问题，是中医学理论体系的根本特点，也是中医学的特色和优势。

1. 中医学的整体观念

是关于人体自身以及人与环境之间的统一性、完整性和联系性的学术思想，是中国古代唯物论和辩证法思想在中医学的体现，是中医学的基本特点之一。

它贯穿于中医生理、病理、诊法、辨证、治疗等整个理论体系之中，具有重要的指导意义。整体观念的内容包括两个方面：

其一，人体内部的和谐统一。人体是由脏腑和经络系统构成的，以五脏为中心，六腑配合，是通过经络系统"内联脏腑，外络肢节"的作用实现的。

其二，人与外界环境的和谐统一。中医学根据中国古代哲学"天人合一"思想，提出了"人与天地相参"的天人一体观，不仅认为人体是一个有机整体，强调人体内部环境的统一性，而且还注重人与外界环境的统一性。

整体观念的指导意义：中医学的整体观念，是中国古代哲学天人合一的整体观在中医学中的应用和发展，是中医学在临床实践中观察和探索人体及人体与自然界关系所得出的认识，也是诊治疾病时所必须具备的思想方法，因而有重要的指导意义。

2. 辨证论治

是中医认识和处理疾病的基本理论和思维方法，是中医学术特色与优势的集中表现，是中医学理论体系的基本特点之一。

症、证、病，三者的联系均统一在人体病理变化的基础之上。三者的区别在于：

症状，是患病机体表现出来的可以被感知的疾病现象，是构成疾病和证候的基本要素。

证，是将疾病当前阶段的病位、病性等本质，概括成的一个诊断名称。

证候，是指每个证所表现的反映疾病阶段性，具有本质联系的症状、体征的集合。

疾病，是证候所体现出来的反映疾病发生、发展和转归的全部过程和基本规律。

辨证，就是将望、闻、问、切四诊所收集的资料，也就是症状和体征，通过分析、综合，辨明疾病的原因、性质、部位以及邪正之间的关系，概括、判断为某种性质的证候。

论治，就是根据辨证的结果，确定相应的治疗原则和方法。

常用的辨证方法有八纲辨证、脏腑辨证、气血津液辨证、六经辨证、卫气营血辨证、三焦辨证、病因辨证等。

辨证论治的过程，是在中医整体观念指导下，运用四诊对病人进行仔细的临床观察，将人体在病邪作用下反映的一系列症状和体征汇总在一起，从而找出疾病的本质而得出辨证的结论。

治则：治疗求本、扶正祛邪、标本缓急、三因制宜。

治法：汗、吐、下、和、温、清、补、消，简称八法。

辨证论治的特点，是从病人的整体出发，以联系的、运动的观点，全面地分析疾病过程中所表现出来的各种临床症状，以症辨证，以证辨病，病证结合，从而达到对疾病本质的认识。比如，感冒发热、恶寒、头身疼痛等症状属病在表，又常表现出风寒感冒和风热感冒两种不同证候。只有把感冒所表现的证候是属于风寒还是风热辨别清楚，才能确定用辛温解表还是用辛凉解表方法治疗。

3. 辨证论治的意义

在临床治疗时，可以通过辨证采取"同病异治"或"异病同治"的方法来处理。同病异治，是指同一种疾病，由于发病的时间、地区、病人机体的反应性不同，或处于不同的病情阶段，治法也不同。如暑季感冒，因感受暑湿邪气，治疗时需要加一些芳香化浊药物，以祛暑湿。再如同为麻疹，初期麻疹未透，应发表透疹；中期肺热明显，常需清肺；而后期则多为余热不尽肺胃阴伤，则又须以养阴清热为要。

4. 中医学的医学模式

（1）医学模式的含义

医学模式是一种医学思想，又称医学观念，是指人们观察、分析和处理有关人类健康与疾病问题的观点和方法。中医学的整体医学模式是天人合一、形神合一的健康观。中医学称健康的人为平人，即"阴阳匀平""平人者不病"。

中医学健康的含义：

一是机体本身的阴阳平衡，包括脏腑、经络、气血精津液，形与神的阴阳平衡。

二是机体与环境的阴阳平衡，环境包括自然环境和社会环境，阴阳四时为死生之本，从之则生，逆之则死；从之则治，逆之则乱。

三是无七情内伤、饮食失宜、劳逸失度等内伤病因。

（2）邪正相交，阴阳失调的疾病观

人体与邪气相抗争的机体自身适应、调节、抗病、康复等能力，统称为正气，可理解为免疫力。邪正交争是中医学发病学的基本原理。

阴阳失调，天、地、人三者之间失于和谐统一，机体表现为形神相失、气血紊乱等病理变化，以阴阳概之，称为阴阳失调。

（3）治病求本，防重于治的防治观

"阴平阳秘，精神乃治；阴阳乖戾，疾病乃起。"治疗疾病的基本原则，就是调整阴阳。所谓治病求本，就是本于阴阳，实际上就是重建天、地、人三者的和谐统一。中医治病强调辨证论治，因时、因地、因人制宜，既体现了天、地、人三才一体的整体治疗观，又体现了治疗的特色。

第四节　对生命过程的认识

生命，是具有生长、发育活力，并按自然规律发展变化的过程。"生、长、壮、老、已"，是人类生命的自然规律，但是人可以通过自身的行为在一定程度上改变或延长某个阶段的进程。

《庄子·知北游》说："人之生，气之聚也。聚则为生，散则为死。"这就是说，生命活动是自然界最根本的物质气的聚、散离、合运动的结果，生命是物质运动的形式。活着的人体，是一个运动变化的人体。升降出入运动，是人体气化功能的基本形式，也是脏腑经络、阴阳气血矛盾的基本过程。

在生理上，人体脏腑经络的功能活动无不依靠气机的升降出入，比如肺的宣发和肃降，脾的升清与胃的降浊，心肾的水火相济，都是气机升降出入运动的具体体现。在预防疾病时，同样要保持人体气机升降正常，才能抗御病毒邪气的侵犯。

一、《黄帝内经》论述生命

1. 生命的诞生

"以母为基，以父为楯。失神者死，得神者生也。"《灵枢·天年》

人体胚胎的形成，全赖父母的精血结合而成。根据阴主内、阳主外的功能特性，认为阴血在内为基质，阳气在外为外卫，阴阳互根，从而促成了胚胎的生长发育，故曰："以母为基，以父为楯""失神者死，得神者生"。此"神"，首先指人的"元神"，其次指人的精神活动，又包括整体生命活动的表现。对于包括人类在内的动物界，其生命存在的关键叫"神机"。

2. 生命的维持和死亡

人之所以有生命，在于构成人体的"气"具有生命力。人体生命力的强弱，生命的寿夭，就在于元气的盛衰。新陈代谢的生化过程，称之为气化生理，生命的现象，本源于气机的升降出入等，都反映了"气"是构成人体的基本物质，又是人体的生命动力。

《灵枢·经脉》说："人始生，先成精，精成而脑髓生，骨为干，脉为营，筋为刚，肉为墙，皮肤坚而毛发长。"说明人体的产生必先从精开始，而后生成身形五脏、皮肉筋骨脉等。

生命的维持还依赖于神的健全。《灵枢·天年》说"失神者死，得神者生"，可见神的得失关系到生命的存亡。从人体来说，神是机体生命活动的总称，整个人体生命活动的外在表现，无不属于神的范围。

神，包括精神、意识、知觉在内，以精血为物质基础，是气血阴阳对立的两个方面共同作用的产物。

人体的生命活动，是以体内脏腑阴阳气血为依据的。脏腑阴阳气血平衡，人体才会健康无病，不易衰老，生命才能得以延长。因此，《素问·生气通天论》有"阴平阳秘，精神乃治；阴阳离决，精气乃绝"的理论。

3. 女子以"七"为生命阶段变化节律

《素问·上古天真论》曰："女子七岁，肾气盛，齿更发长；二七而天癸至，任脉通，太冲脉盛，月事以时下，故有子；三七，肾气平均，故真牙生而长极；四七，筋骨坚，发长极，身体盛壮；五七，阳明脉衰，面始焦，发始堕；六七，三阳脉衰于上，面皆焦，发始白；七七，任脉虚，太冲脉衰少，天癸竭，地道不通，故形坏而无子也。"

译文：

女子到了七岁，肾气开始充实，乳牙开始更换，头发生长加快。

女子到了十四岁，天癸发育成熟，任脉畅通，冲脉旺盛，月经按时而来，所以能够孕育子女。

女子到了二十一岁，肾气充满，真牙生出，牙齿就长全了。

女子到了二十八岁，筋骨长全，毛发长到了极点，身体非常强壮。

女子到了三十五岁，阳明经脉之气从头部开始衰退了，因此面部开始枯槁，头发开始出现脱落的现象。

女子到了四十二岁，三阳经脉之气从头部都衰退了，面部枯槁，头发变白。

女子到了四十九岁，任脉空虚，太冲脉衰微，天癸枯竭，月经断绝，所以形体衰老，不能再生育儿女了。

由于女子每七年出现一次明显的生理变化，因此说女子一生与"七"有着紧密关系，与"血"的关系密切，美容、保健、养生当不离养血。

4. 男子以"八"为生命阶段变化节律

《素问·上古天真论》云："丈夫八岁，肾气实，发长齿更；二八，肾气盛，天癸至，精气溢泻，阴阳和，故能有子；三八，肾气平均，筋骨劲强，故真牙生而长极；四八，筋骨隆盛，肌肉满壮；五八，肾气衰，发堕齿槁。六八，阳气衰竭于上，面焦，发鬓颁白；七八，肝气衰，筋不能动；八八，天癸竭，精少，肾脏衰，形体皆极，则齿发去。肾者主水，受五脏六腑之精而藏之，故五脏盛乃能泻。今五脏皆衰，筋骨解堕，天癸尽矣，故发斑白，身体重，行步不正，而无子耳。"

译文：

男子到了八岁，肾气开始充实，头发开始快速生长，乳牙开始更换。

男子到了十六岁，肾气旺盛，天癸产生，精气满溢而能外泄，男女交合的话，就能生育子女。

男子到了二十四岁，肾气充满，筋骨强健有力，真牙生长，牙齿长全。

男子到了三十二岁，筋骨长全，身体的强壮达到顶峰时期。

男子到了四十岁，肾气开始衰退了，出现牙齿和头发脱落等衰老现象。

男子到了四十八岁，阳气衰退已经达到头部了，面部枯槁，头发变白。

男子到了五十六岁，肝气转衰，筋脉不能灵活自如。

男子到了六十四岁，天癸枯竭，精气少，肾脏衰，形体衰疲，牙齿头发脱落。肾主水，接受其他各脏腑的精气而加以贮藏，所以五脏功能旺盛，肾脏才能外溢精气。现在五脏功能都已衰退，筋骨懈惰无力，天癸已竭，所以头发变白，身体沉重，走路蹒跚不稳，也不能生育子女了。

男子一生的生理变化节点，与"八"有着密切的关系。男子的衰老与肾气的充盈、变化、枯竭有着密切关系，故养生、保健当从节欲、惜精养肾上下功夫。

二、《黄帝内经》天年学说

天年，是我国古代对人的寿命提出的一个有意义的命题。

天，先天，自然也；年，就是年寿，寿命；天年，就是天赋之年，即自然赋予人的自然寿命。古代养生家、医家认为人的寿命在百岁至一百二十岁之间。

《灵枢·天年》以十年为一个阶段，论述了各个时期人的生理特点，揭示了人随着气血的盛衰，生理机能表现出由稚嫩到盛壮，再到衰弱的变化规律，以及人的生长衰老过程。该篇重点论述了人的寿夭，与精神、气血、脏腑等方面的关系，说明了防止衰老以及摄生防病的重要意义。

1.《灵枢·天年》论述生命各阶段的生理变化

"人生十岁，五脏始定，血气已通，其气在下，故好走。"

译文：

人长到十岁，五脏初成，血气已经通畅，这时的经气还在下肢，所以喜欢跑。

"二十岁，血气始盛，肌肉方长，故好趋。"

译文：

到二十岁，血气开始旺盛，肌肉正在发育，所以喜欢快走。

"三十岁，五脏大定，肌肉坚固，血脉盛满，故好步。"

译文：

到三十岁，五脏完全发育成熟，肌肉坚固，血脉盛满，所以喜欢行走。

"四十岁，五脏六腑、十二经脉皆大盛以平定，腠理始疏，荣华颓落，发颇斑白，平盛不摇，故好坐。"

译文：

到四十岁，五脏六腑及十二经脉都十分旺盛且平和稳定，腠理开始疏松，美好的颜容衰落，鬓发开始花白，精气到了不能再发展的阶段，所以喜欢坐着。

"五十岁，肝气始衰，肝叶始薄，胆汁始减，目始不明。"

译文：

到五十岁，肝气开始衰退，肝叶薄弱，胆汁开始减少，所以两眼开始昏花。

"六十岁，心气始衰，苦忧悲，血气懈惰，故好卧。"

译注：

到六十岁，心气开始衰弱，会经常忧愁悲伤，血气已衰，运行不利，所以喜欢躺卧。

"七十岁，脾气虚，皮肤枯。"

译文：

到七十岁，脾气虚弱，皮肤干枯。

"八十岁，肺气衰，魄离，故言善误。"

译文：

到八十岁，肺气衰弱，不能藏魄，言语也时常发生错误。

"九十岁，肾气焦，四脏经脉空虚。"

译注：

到九十岁，肾气也枯竭了，其他四脏经脉的血气也都空虚了。

"百岁，五脏皆虚，神气皆去，形骸独居而终矣。"

译文：

到了百岁，五脏的经脉都已空虚，五脏所藏的神气都消失了，只有形骸存在而死亡。

古代养生家、医家认为人的寿命在百岁至一百二十岁之间。

《尚书·洪范篇》："寿，百二十岁也。"

《养生论》："上寿百二十，古今所同。"老子、王冰也都认为人的"天年"为一百二十岁。

2.《灵枢·天年》论长寿体质的主要特征

"五脏坚固，血脉和调，肌肉解利，皮肤致密，营卫之行不失其常，呼吸微徐，气以度行，六腑化谷，津液布扬，各如其常，故能长久。"

译文：

五脏强健，血脉调顺，肌肉之间通利无滞，皮肤固密，营卫的运行不失其常度，呼吸均匀徐缓，全身之气有规律地运行，六腑也能正常消化饮食，使精微、津液能敷布周身，各脏腑功能正常，所以能够使生命维持长久而多寿。

"使道隧以长，基墙高以方，通调营卫，三部三里起，骨高肉满，百岁乃得终。"

译注：

长寿的人，鼻孔和人中深邃而长，面部的骨骼高厚而方正，营卫的循行通调无阻，颜面上部的额角、中部的鼻和下部的下颌都隆起，骨骼高起、肌肉丰满，有这些征象的人，活到一百岁才会死亡。

如先天不足，通过后天的知"道"知"术"，尊道而行，通过后天补先天，仍然可以达到百岁之寿，如孙思邈等善养生者。

三、现代人类自然寿命说

1. 著名生物学家论寿命

法国著名的生物学家巴丰指出：哺乳动物的自然寿命为生长发育期的 5 ～ 7 倍（注：常称的巴丰寿命系数），人的生长期为 20 ～ 25 年，因此人的预计寿命为 100 ～ 175 岁。

按哺乳动物的自然寿命为性成熟的 8 ～ 10 倍计算，人类性成熟约在 14 ～ 15 岁，据此计算人的自然寿命应是 110 ～ 150 岁。

按美国生物学家海弗里克理论，人类胚胎到成人死亡的细胞分裂推算，人的寿命应该为 120 岁左右。

寿命是指从出生、发育、成长、成熟、老化以至死亡前机体生存的时间，通常以年龄作为衡量寿命长短的尺度。

一般论述年龄有三种分类：

其一，指时间年龄，又称历法年龄，一般由虚岁或足岁计算年龄。

其二，指生物学年龄，是表示随着时间的推移，其脏器的结构和功能发生演变和衰老的情况。时间年龄和生物年龄有时不完全相同，前者取决于生长时期的长短，后者取决于脏器功能及结构的变化过程。

其三，指心理年龄，是由社会因素和心理因素所造成的人的主观感受的老化程度。

2. 健康长寿新理念

2020 年 9 月 13 日，中国老年学和老年医学学会在京发布了《写给中国人的健康百岁书：健康长寿专家共识》，首次从老年学、老年生理学等九大学科视角对"健康长寿"进行了科学审视，提出健康长寿的老年人至少应具备五个基本特征——高龄、自理、自主、自尊、自强，而"高寿＋自理能力"则是衡量健康长寿的核心标志。

自理是一个综合概念，包括自理做事、自主决定、自强自尊，反映了一个"健康人"从机体到机能，从功能到能动性，从做事到判断，从脑健康到心理健康的整体良好和协调状态。

老年人如果能够做到不生病、少生病、无大病，心理健康和自理生活，尽可能延长自理的年限，减少对他人帮助的需求，这不仅是对个人、家庭，也是对社会、国家的减负。

本次大会上，我国人口学、老年学奠基人之一，98 岁高龄的邬沧萍教授用"仁者寿、勤者寿、乐者寿、智者寿"12 个字，概括了健康长寿的"密码"。

他特别指出："智者寿"并不是单纯地指受教育程度高的人，更是指认知觉悟水平高。

3. 健康人的标准和特征

生理健康标准：

（1）眼睛有神（2）呼吸微徐（3）二便正常（4）脉象缓匀

（5）形体壮实（6）面色红润（7）牙齿坚固（8）双耳聪敏

（9）腰腿灵便（10）声音洪亮（11）须发润泽（12）食欲正常

心理健康特征：

（1）精神愉快，七情和调。反映了脏腑功能良好。

（2）记忆良好，精力充沛。髓海充盈则记忆力良好；反之，肾气虚弱，不能化精生髓，则记忆力减退。

四、衰老学说

衰老，是人类正常生命活动的自然规律，人类的肌体在生长发育完成之后，便逐渐进入衰老的过程。衰老可分为生理性衰老和病理性衰老，古今讨论衰老的论述有很多。

（一）《黄帝内经》论衰老

1. 因肾脏亏虚而导致衰老

肾为先天之本，人的生长发育衰老与肾脏的关系极为密切。《素问·上古天真论》"女子七七，丈夫八八"的论述，说的就是肾气的自然盛衰规律，强调肾气衰老是人体衰老的关键。

2. 因脾胃运化功能减退导致衰老

脾胃为后天之本，水谷皆入脾胃，五脏六腑皆禀气于胃。若脾胃虚衰，饮食水谷不能被消化吸收，人体所需要的营养得不到及时补充，便会影响肌体健康，从而加速衰老，甚至死亡。

3. 因心功能虚衰导致衰老

《素问·灵兰秘典论》称心为"君主之官"。心为生命活动的主宰，协调脏腑，运行血脉。心气虚衰，会影响血脉的运行及神志功能，从而加速衰老，故中医养生学尤其重视保护心。"主明则下安，以此养生则寿，殁世不殆，以为天下则大昌。"

4. 因肝脏衰惫而导致衰老

肝藏血，主疏泄，在体为筋，具有贮存和调节血量的作用。《素问·上古天真论》曰"七八，肝气衰，筋不能动"，说明人体衰老的标志之一是出现活动障碍，而活动障碍是由肝虚引起的。

5. 因肺脏衰弱而导致的衰老

《素问·六节藏象论》说："肺者，气之本，魄之处也。"肺气衰，全身机能都会受到影响，出现不耐劳作，呼吸及血液循环功能逐渐减退等衰老表现。

6. 因精气衰竭而导致的衰老

精气是人体生命活动的基础，尽管人体衰老的因素众多，表现复杂，但都必然伴随着精气的病变，"精气虚则邪凑之，邪气盛则精损之"，如此恶性循环则病留之。

《素问·阴阳应象大论》曰："年四十，而阴气自半也，起居衰矣；年五十，体重，耳目不聪明矣；年六十，阴痿，气大衰，九窍不利，下虚上实，涕泣俱出矣。"就是说明人体精气衰而导致的一系列衰老变化。

7. 保持阴阳平衡协调是减缓衰老的路径

阴阳的盛衰是决定寿命长短的关键，保持阴阳运动平衡状态是延年益寿的根本。

"能知七损八益，则二者可调；不知用此，则早衰之节也。"

译文：

七损，指女子月经按时下；八益，指男子精气充盈。知道七损八益的养生之道，就能够调节阴阳，不懂得这些道理，就会使身体早衰。

（二）古人认为人体早衰的原因

1. 社会因素会导致衰老

《素问·疏五过论》指出："故贵脱势，虽不中邪，精神内伤，身必败亡。"

译文：

过去高贵后来失势，虽然不中外邪，而精神上先已受伤，身体一定要败坏，甚至死亡。

2. 自然环境影响寿命

《素问·五常政大论》指出："高者其气寿，下者其气夭。"

译文：

地势高的地方，因为寒收则元气内守而多寿；地势低的地方，因为热散则元气外泄而多夭。

3. 人的年寿与遗传有关

王充在《论衡·气寿篇》中说："强寿弱夭，谓禀气渥薄也……夫禀气渥则体强，体强则寿命长，气薄则其体弱，体弱则命短，命短则多病寿短。"

译文：

体强长寿，体弱夭折，是说人承受气的厚薄多少。如果承受的气多体质就强健，体质强健寿命就长，承受的气少体质就虚弱，体质虚弱寿命就短，寿命短就多病，短寿。

4. 七情太过会影响寿命

长期受精神刺激或突然受到剧烈的精神创伤，超过了人体生理活动所调节的范围，就会引起体内阴阳气血失调，脏腑经络的功能紊乱，从而导致疾病的发生，促进衰老的来临，正所谓"笑一笑，十年少；愁一愁，白了头"。

《吕氏春秋》说："长也者，非短而续之也，毕其数也。毕数之务，在乎去害。何谓去害？……大喜、大怒、大忧、大恐、大哀，五者接神则生害矣。"

译文：

长寿者，不是说寿命本来短而使它延长，而是尽享了自身的寿命。尽享天年，关键在于去掉有损寿命的不良因素。什么是影响寿命的不良因素呢？过喜、过怒、过忧、过恐、过哀，这五种过极的情绪和精神交接而生病变，导致折寿。

5. 妄作妄为会导致早衰

《素问·上古天真论》曰："以妄为常……故半百而衰也。"妄作妄为，是指错误的生活方式，它包括的范围很广，如劳伤过度、房劳过度、过于安逸、以酒为浆等。

（三）近代衰老学说

1. 中枢神经系统功能减退学说

人的大脑大约有 100 亿个神经元，从出生到 18 岁左右，数量变化不大，但成年后脑细胞逐渐死亡，到 60 岁左右将失去一半。中枢神经系统的改变，在衰老的行为方面和其他功能改变方面起主要作用，现在已知其中许多功能受下丘脑垂体系统调节。

2. 自身免疫学说

大量资料证实，老年期正常免疫潜能减少，自身免疫活动增加，导致加快衰老。

3. 自身中毒学说

认为衰老是由于各种代谢产物在体内不断积聚，导致细胞中毒死亡造成。在人体肠道中有大量的细菌，肠道通过分解发酵的作用，可以产生大量毒素，最后因自身中毒而死亡。

注：保持大小便正常，对人体排毒有利，对健康很重要。

4. 自由基学说

这个学说认为，生命活动过程中必然会产生一些自由基，并与体内某些成分发生反应，对机体造成损害，引起人体衰老。

5. 生物钟学说

美国学者海弗里克发现，一个成年人大约有 50 万亿～60 万亿个细胞，这些细胞从胚胎开始分裂 46～50 次后，就不再分裂，然后死亡。根据这个细胞分裂次数推算，人类的寿命在 120 岁左右。这就说明衰老在机体内有类似一种"定时钟"的规律，即人的衰老是按一种既定程序逐渐推进的。

注：不良的生活习惯会加速衰老的进程。

6. 内分泌功能减退学说

这种学说认为，人体内分泌系统的调节，在生长、发育、成熟、衰老与死亡的一系列过程中具有重要作用，这些作用主要通过所分泌的活性物质——激素来完成。内分泌功能减退，尤以性激素分泌水平降低最为明显。

7. 遗传学说

就是指生命的长短有代代相传的现象。科学家推测，一个人的寿限，有一种预先设定好的信号，从亲代的生殖细胞精子与卵子，带给子代。这种信号称为"寿命基因"或"衰老基因"，它存在于细胞染色体 DNA 小段中。如果这种基因充足，细胞就不易衰老。人体细胞一般分裂 50 次左右，就不再分裂，似乎是这种基因在起作用。

第五节　中国古代养生理论

一、《黄帝内经》养生理论

1.《素问·上古天真论》

乃问于天师曰："余闻上古之人，春秋皆度百岁，而动作不衰；今时之人，年半百而动作皆衰者，时世异耶？人将失之耶？"

岐伯对曰："上古之人，其知道者，法于阴阳，和于术数，食饮有节，起居有常，不妄作劳，故能形与神俱，而尽终其天年，度百岁乃去。今时之人不然也，以酒为浆，以妄为常，醉以入房，以欲竭其精，以耗散其真，不知持满，不时御神，务快其心，逆于生乐，起居无节，故半百而衰也。

"夫上古圣人之教也，下皆为之。虚邪贼风，避之有时，恬惔虚无，真气从之，精神内守，病安从来？是以志闲而少欲，心安而不惧，形劳而不倦。气从以顺，各从其欲，皆得所愿。故美其食，任其服，乐其俗，高下不相慕，其民故自朴。是以嗜欲不能劳其目，淫邪不能惑其心。愚智贤不肖，不惧于物，故合于道。所以能年皆度百岁而动作不衰者，以其德全不危故也。"

译文：

黄帝问岐伯："我听说上古时代的人，年龄都超过百岁了还行动自如；而现在的人，年龄刚到五十岁，身体就显得衰老了，这是为什么呢？是时代不同呢？还是因为违背了养生之道？"

岐伯答："上古时代懂得养生之道的贤者、智者，他们效法自然规律调节人体阴阳偏盛偏衰，对人体精气保养调和使其充盈，饮食有节制，起居有规律，不过分劳作，使形体和精神能够协调统一，因此大多能够享尽自然寿命，安度百年才离世。现在的人不同了，贪饮美酒，不醉不休，把率性妄为当作快乐去追求，纵情声色，醉后行房，不懂得保持精气的盈满，以致肾精枯竭。不懂得节省精神，一味地追求感官快乐，违背了生命的真正乐趣，起居无常，故到了五十岁就已经老态龙钟了。

上古时期，人们崇尚贤者、圣人，对这些通晓养生之道的圣人之教，接受并效仿，及时避开四季不正之风，减少病邪的侵扰；思想上清静安闲，不追求物质生活；精气内守，这样，疾病怎么会发生呢？

他们心闲而自足，心情安宁无忧无惧，形体虽劳动，但不过分疲倦。由于不追求物欲，所以每个人的愿望都很容易满足，心态从容和顺。对生活的满足，使人们无论吃什么都感到甜美，穿什么都觉得漂亮，喜欢社会习俗，互相之间也不羡慕地位的高低，民风自然朴实。所以过度的嗜好不会干扰他的视听，淫乱邪说也不会扰乱他们的心志。无论聪明愚笨有能力无能力的，都不追求酒色等身外之物，故享有百岁高龄而动作不衰，这得益于德行符合养生之道。

2.《素问·四气调神大论》四季养生理论

《素问·四气调神大论》，该篇首先论述了依据四时之气的变化调摄形神的方法；其次，论述了异常的气候变化对生命活动的消极影响，指出逆违四时养生原则的危害；最后，提出了"阴阳四时者，万物之终始也，死生之本也"的命题，指出了"春夏养阳，秋冬养阴"的养生原则和"治未病"的积极思想。

（1）春季养生

"春三月，此谓发陈。天地俱生，万物以荣。夜卧早起，广步于庭。被发缓形，以使志生。生而勿杀，予而勿夺，赏而勿罚。此春气之应，养生之道也。逆之则伤肝，夏为寒变。奉长则少。"

注释：

春三月，是农历正月、二月、三月，对应于肝。

发陈，就是推陈出新的意思。春季自然界万物均处于生发之际，人也应该生发，要晚睡早起，出外散步，让气血活动开；不要穿紧身衣裤，可披头散发，这样有利于生发；在精神、情志上要愉快向上，使其处于生发的状态；在心态上，要平和，要有给予的心态：对他人不要苛求责备，要宽容赞赏。春季养生，就是养生发；促进生发，是春三月养生之道。

春属木，对应人体的肝，如果春天违逆了养生发之道，就容易伤肝。春季养肝方法就是要使肝气升发，避免发生肝郁。肝是少阳之气，少阳之气不能正常上升，不但容易产生肝病，到夏天还会产生寒性病变，出现痈疾等疾病。

（2）夏季养生

"夏三月，此谓蕃秀。天地气交，万物华实。夜卧早起，无厌于日。使志无怒，使华英成秀。使气得泄，若所爱在外。此夏气之应，养长之道也。逆之则伤心，秋为痎（jiē）疟。奉收者少。"

注释：

夏三月，是农历的四月、五月、六月，对应于心。

夏天养生的规律就是养长。夏季自然界万物都生长得很旺盛，这个季节人应多借助自然界的阳气来旺盛人体的阳气。夏季养生应当晚睡早起，早起要与太阳升起的时间保持一致。夏天天气热气升腾，对应的心属火，两火叠加，容易造成心理上的烦躁。因此，要注意控制情绪，保持情志中和、平静，避免发怒，以免使阳气过盛，造成气血上冲，诱发高血压和脑出血类疾病。

华英成秀，指容色秀美。应当保持适当的运动，适当出汗，使人体内的阳热之气外散。人的情志、心情应该舒展，不能抑郁，才能促使心阳气长带动全身阳气生长，才能使身体像万物那样茂盛地生长。如夏天不能养长，就会使心受到伤害。假如阳热之气郁闭在内，不能发散于外，到了秋天的时候就容易得疟疾类疾病。

(3) 秋季养生

"秋三月，此谓容平。天气以急，地气以明。早卧早起，与鸡俱兴。使志安宁，以缓秋刑。收敛神气，使秋气平。无外其志，使肺气清。此秋气之应，养收之道也。逆之则伤肺，冬为飧（sūn）泄。奉藏者少。"

注释：

秋三月是农历的七月、八月、九月，属金，对应于肺。容，指万物的状态。

到了秋天，万物茂盛不再生长了，自然界的景象是开始清肃，阳气开始收敛，阴气开始上升，因此秋天应该早睡，鸡叫就起。人的意志也需有所收敛，保持安定，以舒缓秋天的劲急之气；要做到精神内守，不急不躁，使肺气清肃而不上逆，多吃润燥食物。肺属金，通于秋，喜清而恶浊。秋天不养好肺，到了冬天就可能发生飧泄病。

（4）冬季养生

"冬三月，此谓闭藏。水冰地坼，无扰乎阳。早卧晚起，必待日光。使志若伏若匿，若有私意，若已有得，去寒就温，无泄皮肤，使气亟夺。此冬气之应，养藏之道也。逆之则伤肾，春为痿厥。奉生者少。"

注释：

冬三月，指农历的十月、十一月、十二月，对应于肾。

冬季天寒地冻，一派阴寒之象，自然界万物都潜藏了，阳气潜藏于内，称为闭藏。人体的阳气也要尽量潜藏，因此需要早卧晚起，太阳升起后，才起床。冬三月，人的情志活动也要潜伏、藏匿，好像自己有很开心的事，但不告诉别人，自己又时时想起，要偷偷乐出来。冬季养生要注意保暖，不要出汗，不要纵欲。冬季不养好肾，到了春天，就会导致生发之力不足，会得下肢痿软和四肢冷的疾病。

（5）"夫四时阴阳者，万物之根本也。所以圣人春夏养阳，秋冬养阴，以从其根，故与万物沉浮于生长之门。逆其根，则伐其本，坏其真矣。"

注释：

四时阴阳升降，是万物的根本。人需要遵循春生、夏长、秋收、冬藏的规律养生，春季养生气，夏季养长气，秋季养收气，冬季养藏气，就是养生的根本。顺从了阴阳变化规律，人就可以得到健康和长寿，违背阴阳变化规律就会伤害身体，导致生病或折寿。

3.《灵枢·本神》

"天之在我者，德也；地之在我者，气也。德流气薄而生者也。故生之来谓之精，两精相搏谓之神，随神往来者谓之魂，并精而出入者谓之魄，所以任物者谓之心，心之所忆谓之意，意之所存谓之志，因志而存变谓之思，因思而远慕谓之虑，因虑而处物谓之智。"

注释：

天赋予人德，地赋予人的是气。天德下流与地气上升而交，阴阳相结合，使万物化生成形，人才能生存。所以人体生命的原始物质叫精，阴阳两精相结合产生的生命活动是神，随着神的往来活动而出现的知觉机能名魂，跟精气一起出入而产生的运动机能为魄；可以支配外来事物的是心，心里有所记忆留下的印象叫意，意念所在形成的认识名志；根据认识而反复研究事物的变化为思，因思虑而有远的推想叫虑；因思虑而能定出相应的处理方法叫智。

"故智者之养生也，必顺四时而适寒暑，和喜怒而安居处，节阴阳而调刚柔，如是则僻邪不至，长生久视。"

注释：

智者养生，必然顺四时来适应寒暑的气候，调和喜怒而起居有常，节制房事，调和刚柔。这样虚邪贼风就不能侵袭人体，自然可以防衰而延寿了。

"心怵惕思虑则伤神，神伤则恐惧自失，破䐃脱肉，毛悴色夭，死于冬。"

注释：

心，过度恐惧忧思，就会伤神；神伤，就会时时恐惧不能自控，时间久了就会导致肌肉消瘦，毛发憔悴，面色异常，死在冬季——水克火。

"脾愁忧不解则伤意，意伤则悗（mèn）乱，四肢不举，毛悴色夭，死于春。"

注释：

脾，过度忧愁不能解除，就会伤意；意伤，就会苦闷烦乱，手足乏力，进而毛发憔悴，面色异常，死在木克土的春季。

"肝悲哀动中则伤魂，魂伤则狂忘不精，不精则不正，当人阴缩而挛筋，两胁骨不举，毛悴色夭，死于秋。"

注释：

肝，过度悲哀不能解除，就会影响内脏，就会伤魂；魂伤，会出现精神紊乱症状，导致肝脏失去藏血作用，使人的

阴器萎缩，筋脉挛急，两胁不能舒张，进而毛发憔悴，面色
异常，死于金克木的秋季。

"肺喜乐无极则伤魄，魄伤则狂，狂者意不存人，皮革焦，毛悴
色夭，死于夏。"

注释：

肺，过度喜乐伤魄，魄伤会形成狂病；狂者思维混乱，
不识旧人，皮肤枯槁，进而毛发憔悴，死于火克金的夏季。

"肾盛怒而不止则伤志，志伤则喜忘其前言，腰脊不可以俯仰屈
伸，毛悴色夭，死于季夏。"

注释：

肾，大怒不能遏制就会伤志，志伤就容易忘记自己说过
的话。腰脊不能随意俯仰，毛发憔悴，面色异常，死于土克
水的长夏。

"肝藏血，血舍魂。肝气虚则恐，实则怒。脾藏营，营舍意。脾
气虚则四肢不用，五脏不安，实则腹胀，经溲不利。心藏脉，脉舍神。
心气虚则悲，实则笑不休。肺藏气，气舍魂。肺气虚，则鼻塞不利，
少气；实则喘喝，胸盈仰息。肾藏精，精舍志，肾气虚则厥，实则胀，
五脏不安。必审五脏之病形，以知其气之虚实，谨而调之也。"

注释：

肝贮藏血,魂依附血液;肝气虚,会恐惧;肝气盛,易发怒。脾贮藏营气,意念依附营气;脾气虚,会使四肢运用不灵,五脏不能调和;脾气实,会使腹部胀满,大小便不利。心藏神,神寄附在血脉中;心气虚,会悲伤;心气太盛,会笑而不止。肺藏气,魄依附在肺气中;肺气虚,会感到鼻塞,呼吸不顺,气短;肺气壅实,会喘咳胸满,甚至仰面而喘。肾藏精,意志依附精气;肾气虚,会导致手足厥冷;肾有实邪,会腹胀,并连及五脏不能安和。

治病,必须先辨明病位、病性,方可以论治,虚者补之,实则泻之,调和阴阳而和之。

注:《本神》所言的"死",并不特指生命的结束,而是泛指得病,或病后转重,当然也有病危之意。心病死于冬,是指五行相克,心为火脏,水克火,其他类同。

二、孙思邈与养生

(一)孙思邈——养生理论和实践的集大成者

孙思邈,京兆华原(今陕西铜川市耀州区)人,曾受隋·杨坚、杨广和唐·李渊、李世民、李治五位皇帝征召为太医,皆不就,但与其保持着不即不离的关系。孙思邈世称"药王",是中国有史以来最长寿的医家，唐太宗李世民赞他为"百代之师"，宋徽宗敕封其为"妙应真人"。

孙思邈自幼天资聪慧，但多病，深知百姓人家有病就医之难，故立志从医后始终心系百姓，放弃高官厚禄、锦衣玉食的生活，一生奔波于民间，悬壶济世，为解百姓之病痛而努力终身。

对于穷苦百姓，他看病不收诊费，甚至还倒贴药钱，终身乐此不疲。在拥有医方为宝，一个药方就可吃天下的唐代，他率先将常用药方刻碑立在大道旁，供世人免费抄用。为救治麻风病患者，他曾多次进入常人避之不及的麻风村，为病人免费诊病送药，并查清了麻风病的病因。

百姓念其大德，在大江南北建有众多药王庙，供奉着"孙真人"像，香火旺盛，至今仍然保存完好。

孙思邈，一生所著数十种，今传《千金要方》《千金翼方》以及众多其他论述。

孙思邈针对老年人的防病、食疗、运动保健等作出了系统论述，可以说是中国老年保健学的奠基者。他的《福寿论》《养性》《辟谷》《退居》《补益》等养生理论，都是中华民族老年养生保健理论的系统性开山之作，值得挖掘与传承。

关于孙思邈的寿命，有说 141 岁，有说 160 岁，有说 120 岁。纪晓岚在《四库全书总目提要》中论及孙思邈年寿，认为孙思邈享年 101 岁。

当今中国，百岁以上老人也是极少数，但当今社会与孙思邈时期相比，人的生存条件完全不可同日而语。新中国成立以来，70 多年国内无战乱，物质相对丰富，尤其是改革开放 40 年来，国家的经济基础有了质的飞跃，作为社会保障的医疗体系空前发达；而孙思邈生活的隋朝和唐朝，各种条件显然远不如当今，且那时战乱时间很长。我们虽然无法确切知道隋唐时期人的平均寿命，但可以肯定地说，孙思邈可以称为当时的"彭祖"。孙思邈的高寿无疑是与他掌握科学的医疗知识，与他的中医养生理念和实践，与他的哲学观念分不开的。

孙思邈被后世称为"药王"，作为一位百岁以上的高寿老人及道士，具有深厚的生活及医学阅历。他广泛汲取民间的养生经验，又终身实践其养生理论，从生活到临床，从摄养抗老到祛病延年，为现代的老年养生保健提供了宝贵的理论财富。

（二）孙思邈的部分养生理论精选

1. 《千金翼方》论养生

孙思邈说："在其义与事归，实录以贻后代。不违情性之欢，而俯仰可从。不弃耳目之好，而顾眄可行。使旨约而赡广，业少而功多。所谓易则易知，简则易从。故其大要：一曰啬神，二曰爱气，三曰养形，四曰导引，五曰言论，六曰饮食，七曰房室，八曰反俗，九曰医药，十曰禁忌。过此已往，未之或知也。"

说明：

养生的大要，一是收敛精神；二是珍惜元气；三是养形体；四是吐纳导引气息；五是少说话，更要避免怒而言之；六是不暴饮暴食，不饥渴；七是慎房事，不纵欲；八是科学养生，不信妄言妄行；九是用药物调理助益养生；十是知道禁忌和不违禁忌。

（1）论饮食失节，起居无常，妄作妄劳之害

"每施泻讫，辄导引以补其虚。不尔，血脉髓脑日损。犯之者生疾病，俗人不知补泻之义故也。饮酒吐逆，劳作汗出，以当风卧湿，饱食大呼，疾走举重，走马引强，语笑无度，思虑太深，皆损年寿。是以为道者务思和理焉。口目乱心，圣人所以闭之；名利败身，圣人所以去之。"

说明：论述有害健康的行为。

"上士别床，中士异被，服药百裹，不如独卧。色使目盲，声使耳聋，味使口爽，苟能节宣其宜适，抑扬其通塞者，可以增寿。一日之忌者，暮无饱食；一月之忌者，暮无大醉；一年之忌者，暮须远内；终身之忌者，暮常护气。夜饱损一日之寿，夜醉损一月之寿，一接损一岁之寿，慎之！"

说明：论述养生之忌和犯忌之害。

（2）积善与养生

"人为阳善，人自报之；人为阴善，鬼神报之。人为阳恶，人自治之；

人为阴恶，鬼神治之。故天不欺人，示之以影；地不欺人，示之以响。人生天地气中，动作喘息皆应于天，为善为恶天皆鉴之。"

说明：养生先要养德。

"神仙之道难致，养性之术易崇。故善摄生者常须慎于忌讳，勤于服食，则百年之内不惧于夭伤也。"

说明：养生要养成良好的生活习惯。

2.《千金翼方·养老大例》

（1）年长者的行为规范

"人年五十以去，皆大便不利，或常苦下痢，有斯二疾，常须预防。若秘涩，则宜数食葵菜等冷滑之物。如其下痢，宜与姜韭温热之菜。所以老人于四时之中，常宜温食，不得轻之。"

说明：论老年便秘和痢疾之治。

"老人之性，必恃其老，无有藉在，率多骄恣，不循轨度。忽有所好，即须称情。即晓此术，当宜常预慎之。"

说明：劝诫长者，莫任性妄为。

"故养老之道，耳无妄听，口无妄言，心无妄念，此皆有益老人也……又老人之道，常念善，无念恶。"

说明：提醒长者常存善念，勿妄为，不要老而不尊。

"无作博戏强用气力，无举重，无疾行，无喜怒，无极视，无极听，无大用意，无大思虑，无吁嗟，无叫唤，无吟讫，无歌啸，无悲愁，无哀恸，无庆吊，无接对宾客，无预局席，无饮兴。能如此者，可无病。长寿斯必不惑也。"

说明：提醒老年人不要做的 18 种行为。

"又常避大风、大雨、大寒、大暑、大露、霜、霰、雪、旋风恶气，能不触冒者，是大吉祥也。凡所居之室，必须大周密，无致风隙也。"

说明：应懂得善避风、寒、暑、湿等自然灾害。

（2）长者应规避之行为

"夫善养老者，非其书勿读，非其声勿听，非其务勿行，非其食勿食。

非其食者，所谓猪、豚、鸡、鱼、蒜、脍、生肉、生菜、白酒、大酢、大咸也，常学淡食。至如黄米小豆，此等非老者所宜食，故必忌之。常宜轻清甜淡之物，大小麦面粳米等为佳。又忌强用力咬啮坚硬脯肉，反致折齿破龈之弊。"

说明：老年人的行为规范和饮食所忌。

"人凡常不饥不饱不寒不热，善。行住坐卧言谈语笑寝食造次之间能行不妄失者，则可延年益寿矣。"

说明：养生是系统工程，日常生活检点不妄为，很重要。

3.《千金翼方·补益》

（1）不得长寿的原因

"凡人不终眉寿或致夭殁者，皆由不自爱惜，竭情尽意，邀名射利，聚毒攻神，内伤骨髓，外败筋肉，血气将亡，经络便壅。皮里空疏，惟招蠹疾。正气日衰，邪气日盛。"

说明："眉寿"指 90 岁高龄。此段论述了常人不能享天年的原因。

（2）论五劳、六极、七伤致病

"五劳者，一曰志劳，二曰思劳，三曰心劳，四曰忧劳，五曰疲劳。

"即生六极，一曰气极。气极令人内虚，五脏不足，外受邪气，多寒湿痹，烦满吐逆，惊恐头痛。

"二曰血极。血极令人无色泽，恍惚喜忘，善惊少气，舌强喉干，寒热，不嗜食，苦睡，眩冒喜嗔。

"三曰筋极。筋极令人不能久立，喜倦拘挛，腹胀，四肢筋骨疼痛。

"四曰骨极。骨极令人酸削，齿不坚劳，不能动作，厥逆，黄疸，消渴，痈肿疽发，膝重疼痛，浮肿如水状。

"五曰精极。精极令人无发，发肤枯落，悲伤喜忘，意气不行。

"六曰肉极。肉极令人发痿，如得击，不复得言，甚者致死复生。"

"七伤者，一曰阴寒，二曰阴痿，三曰里急，四曰精连连而不绝，五曰精少，囊下湿，六曰精清，七曰小便苦数，临事不卒，名为七伤。"

说明："五劳""六极""七伤"皆是虚损之病，且是严重的虚损之病。虚者补之，应尽快调补，但不宜峻补。

（3）论风邪伤人

"风入头，则耳聋；风入目，则远视晭晭；风入肌肤，则身体瘾疹筋急；风入脉，则动上下无常；风入心，则心痛烦满悸动，喜腹膜胀。风入肺，则咳逆短气；风入肝，则眼视不明，目赤泪出，发作有时；风入脾，则脾不磨，肠鸣胁满；风入肾，则耳鸣耳聋，脚疼痛，腰尻不随，甚者不能饮食；风入胆，则眉间疼痛，大小便不利，令人疼痹。"

说明："邪之所凑，其气必虚""风为百病之长"。避风邪，首先是强卫气，玉屏风类药对提高人体正气，防止风邪侵袭有益；但已被外邪所侵者，当先驱已入之邪，然后再通过补益法，扶持正气。孙思邈的《千金翼方》中，介绍有大量的养生方法和理论，而且介绍了专门的养生药膳。

4.《千金要方·养性》

"养性者知其于名于利，若存若亡；于非名非利，亦若存若亡，所以没身不殆也。"

"善摄生者常少思、少念、少欲、少事、少语、少笑、少愁、少乐、少喜、少怒、少好、少恶，行此十二少者，养性之都契也。"

说明：养生应为的十二少。

5.亲君子，远小人

孙思邈还要求老人在人际交往中须"亲君子，远小人"，多与善良贤惠有德者相交，则有利于思想道德的修养；少与奸诈狡猾、搬弄是非的不良之徒来往，以免无事生非，扰乱平静的生活。

这些都是"孙真人"给后人留下的养生真谛，值得反复品味和践行。

三、嵇康与养生

嵇康，生于公元 224 年，三国时期曹魏思想家、文学家，为"竹林七贤"的领袖，当属养生理论的先知先觉者，可惜因遭人陷害，40 岁时被司马昭处死，否则大多会成为孙思邈一类的养生大家。

嵇康的《养生论》是我国古代养生论著中较早的名篇，他在文中强调了养生的必要性与重要性，分析了养生不成功的原因，提出了他的养生之道。

1.嵇康分析世人养生延年不成功的原因

（1）不循养生之道，率性妄为

"其自用甚者，饮食不节，以生百病；好色不倦，以致乏绝；风寒所灾，百毒所伤，中道夭于众难。世皆知笑悼，谓之不善持生也。至于措身失理，亡之于微，积微成损，积损成衰，从衰得白，从白得老，从老得终，闷若无端。"

译文：

率性妄为的人，饮食不加节制，因而产生百病；好色不知疲倦，因而导致精血亏竭。以致风寒所造成的病邪不断积聚，是百毒伤害的目标，导致中途夭折。世人从结果笑其不善摄生，但不知道这是日常生活中的不良习惯造成的，不知道各种病症累积造成各种虚损，虚损越积越重就会造成衰弱，从衰弱发展到须发早白，从须发早白发展到精力疲极，从精力疲极发展到寿命终结，感叹命运不济而不知道其中的原因。

（2）智慧不够，认知不深

"中智以下，谓之自然。纵少觉悟，感叹恨于所遇之初，而不知慎众险于未兆。是由桓侯抱将死之疾，而怒扁鹊之先见，以觉痛之日，为受病之始也。"

译文：

中等才智以下的人们，还以为那是自然的规律。纵使稍有醒悟，也仅在患病开始之后叹息并表示遗憾，却不懂得在疾病还没有显示征兆时就小心防范各种危害。这就犹如齐桓侯染上了将死的疾病，自己不但不知道，反为扁鹊的先见之明而生气一样，把感到了病痛的时候当作患病的开始。

（3）左顾右盼，浅尝辄止

"其次，自力服药，半年一年，劳而未验，志以厌衰，中路复废。或益之以畎浍，而泄之以尾闾。欲坐望显报者，或抑情忍欲，割弃荣原，而嗜好常在耳目之前，所希在数十年之后，又恐两失，内怀犹豫，心战于内，物诱于外，交赊相倾，如此复败者。"

译文：

再者，自己服药调补，经过一年半载后，劳苦一番却没有明显的效果，便懈怠而中途放弃了。这些人补益自己，就像用小渠细流浇地一样，可是耗用却像大水奔泻入海那样，泻的远超于积聚，却还期待明显的好报。有的人压抑性情，强忍欲望，违心舍弃宏大的物欲去养生，可是世俗的嗜好却常常萦绕在耳目之前，而期待的养生效果要在数十年之后才能显现出来，既担心失去物质的享受，又不能得到延年增寿的效果，心中犹豫不定。超然物外的养生观念与留恋不舍的物欲享受矛盾纠结，思想在内不断校正，物欲在外不断诱惑，近期的物欲享受与远期的养生功效相互排斥，这样的行为也是注定要失败的。

2. 嵇康总结的善于养生的表现

（1）不刻意追求名利

"知名位之伤德，故忽而不营，非欲而强禁也。识厚味之害性，故弃而弗顾，非贪而后抑也。"

译文：

懂得名利地位会伤害精神，所以不刻意追求，不是心中希望得到而在行动上硬行克制。明白美味佳肴会伤害生机，所以抛弃而不眷恋，不是心中贪恋而在行动上强行压抑。

（2）精神上淡泊豁达

"外物以累心不存，神气以醇泊独著，旷然无忧患，寂然无思虑。又守之以一，养之以和，和理日济，同乎大顺。然后蒸以灵芝，润以醴泉，晞以朝阳，绥以五弦，无为自得，体妙心玄，忘欢而后乐足，遗生而后身存。"

译文：

名利地位等外在东西会使心性受害所以不留在心中，精神淳朴淡泊就能达观愉悦，胸襟坦荡而没有忧患，心性宁静而没有妄念。用和谐之气调养自己，使其相辅相成，习惯成自然后就会在安定的境界中统一起来。然后用灵芝熏蒸身体，用甘泉滋润脏腑，在朝阳下沐浴皮肤，用美妙的音乐安定神志，顺其自然而为，身心愉悦，忘掉物质享受带来的所谓欢乐然后就会得到真正的满足，摆脱生命的牵挂然后就会使身体获得长寿。

第二章

知晓营养之道

营养问题，是人的健康、长寿最重要的问题之一。本章分两个章节讨论"营养之道"。

第一章是中医营养学的相关内容。

中医根据五行哲学理论，将人体分成肝、心、脾、肺、肾五大系统，并将人体从食物中提取的营养成分，统称为"水谷精微"，又将"水谷精微"分成酸、苦、甘、辛、咸五大范畴。其中酸是肝的本味，苦是心的本味，甘是脾的本味，辛是肺的本味，咸是肾的本味。

中医认为五味是必不可少的五类营养成分，对人体有既侧重又互为补充协调的功效，缺少任何一味，人体都会出现异常。任何一味摄入过量都会产生副作用，不仅无助于健康，反而会造成疾病。

如食物中提取的水谷精微物质中，含酸味的营养不足，不能保证肝的需要，肝就得不足之病，肝气就弱。因五脏之间存在相生相克关系，当肝不足的时候，肺气就会克肝过度，加重肝病的病情；而肝气过旺，就会克脾过度，使脾气受伤。其他脏器类同。

由于五味对应五脏，因此就具有了通过五味调补五脏，治疗五脏之阴阳偏盛偏衰的条件和可能。五脏与五味的关系，是养生保健必须知道的知识。

五味供应五脏之需要，当无不及和无过。过和不及均会导致阴阳失衡，影响健康，这是中医的均衡营养理论，与现代营养学代谢平衡是一样的道理和要求；但中医的五味养五脏还含有丰富的哲理。

第二章是现代营养学的相关内容。

现代营养学把人体生命活动所必需的营养素，按照结构和功能分为六大类，即蛋白质、脂类、碳水化合物、维生素、矿物质和水。

从个人养生保健的实用性方面讲，中医的五味对五脏学说，属于定性的；而现代营养学的特点是有明确的量化指标，更容易使现代人接受，但这个量化的标准，是通过普遍规律统计出来的共性，在区别个体差异上存在先天的不足。

因此，了解中医营养理论和现代营养学的内容，取长补短和综合运用将是理想的结果。故本章也是一种"中西医结合"的产物，是联系古今营养学说的一座桥梁。

第一节　中医营养学说

一、《黄帝内经》论五脏与五味

1. 五脏的相生相克

五脏属性：肝、心、脾、肺、肾为人体的五脏，肝的属性为木，心的属性为火，脾的属性为土，肺的属性为金，肾的属性为水。如果将五行比作一个圆周上等间距的五点，其对应五脏，则有彼相生、间相克的规律存在。

五脏相生：相生含有滋生之意。肾水生肝木，肝木生心火，心火生脾土，脾土生肺金，肺金生肾水。

五脏相克：相克含有管制、制约之意。肝木克脾土，心火克肺金，脾土克肾水，肺金克肝木，肾水克心火。

2. 五味归属

酸味，归肝；苦味，归心；甘味，归脾；辛味，归肺；咸味，归肾。

《素问·五运行大论》有：

（1）"东方生风，风生木，木生酸，酸生肝，肝生筋，……其味为酸，其志为怒。怒伤肝，悲胜怒；风伤肝，燥胜风；酸伤筋，辛胜酸。"

译文：

春天风生于东方，风气能够使木气生长，木气能产生酸味，酸味能滋养肝脏，肝血能养筋……

肝对应的五味是酸味，在情志为发怒。愤怒过度会损伤肝，悲哀能够抑制忿怒；风气能损伤肝，燥气能克制风气；酸味太过会伤害筋，辛味能克制酸味。

（2）"南方生热，热生火，火生苦，苦生心，心生血，血生脾。……其味为苦，其志为喜。喜伤心，恐胜喜；热伤气，寒胜热；苦伤气，咸胜苦。"

译文：

南方生热，热气能够使火气旺盛，火气能生苦味，苦味能滋养心脏，心能够生血脉，心血和调则滋养脾脏。

心对应的五味为苦，在情志为喜乐。喜乐会损伤心，恐惧能克制喜乐；热会损伤气，寒能克制热气；苦味能损伤气，咸味能克制苦味。

（3）"中央生湿，湿生土，土生甘，甘生脾，脾生肉，肉生肺。……

其味为甘，其志为思。思伤脾，怒胜思；湿伤肉，风胜湿；甘伤脾，酸生甘。"

译文：

中央生湿，湿气能使土气生长，土能滋生甘味，甘味能滋养脾脏，脾气能够滋养肌肉，脾与肉盛则土气充盈，使肺气旺盛。脾对应的五味为甘甜，在情志为忧思，忧思过度会伤脾，愤怒能够克制忧思；湿气会伤害肌肉，风气能克制湿气；甘味过度会伤害脾，酸味能克制甘味。

（4）"西方生燥，燥生金，金生辛，辛生肺，肺生皮毛，皮毛生肾。……其味为辛，其志为忧。忧伤肺，喜胜忧；热伤皮毛，寒胜热；辛伤皮毛，苦胜辛。"

译文：

西方生燥，燥气能够使金气生长，金气能产生辛味，辛味能滋养肺脏，肺气能够滋养皮毛，肺与皮毛旺盛能使肾气旺盛。肺对应五味为辛的物质，在情志为忧愁。忧愁过度会伤害肺，喜乐能克制忧愁；热气过度会伤害皮毛，寒气能克制热气；过食辛味能伤害皮毛，苦味能够克制辛味。

（5）"北方生寒，寒生水，水生咸，咸生肾，肾生骨髓，髓生肝。……其味为咸，其志为恐。恐伤肾，思胜恐；寒伤血，燥胜寒；咸伤血，甘胜咸。"

译文：

北方生寒气，寒气能够生长水气，水气能够生咸味，咸味能够滋养肾脏，肾精能滋生骨髓，肾精充盈水盛能使肝脏充实。肾对应的五味为咸味，在情志为恐惧。恐惧过度会伤害肾，思虑克制恐惧；寒气过度会伤害血脉，燥气能克制寒气；咸味能伤害血脉，甘味能克制咸味。

3.《灵枢·五味》论五味所养

（1）"胃者，五脏六腑之海也。水谷皆入于胃，五脏六腑皆禀气于胃。五味各走其所喜。谷味酸，先走肝；谷味苦，先走心；谷味甘，先走脾；谷味辛，先走肺；谷味咸，先走肾。谷气津液已行，营卫大通，乃化糟粕，以次传下。"

点评： 本节论述了五味入走五脏的规律。

（2）食品滋味归属举例

"五谷：粳米甘，麻酸，大豆咸，麦苦，黄黍辛。

"五果：枣甘，李酸，栗咸，杏苦，桃辛。

"五畜：牛甘，犬酸，猪咸，羊苦，鸡辛。

"五菜：葵甘，韭酸，藿咸，薤苦，葱辛。"

译文：

五谷滋味：粳米味甘，芝麻味酸，大豆味咸，小麦味苦，黄黍味辛。

五果滋味：枣味甘，李子味酸，栗子味咸，杏味苦，桃味辛。

五畜肉滋味：牛肉味甘，狗肉味酸，猪肉味咸，羊肉味苦，鸡肉味辛。

五菜滋味：葵菜味甘，韭菜味酸，豆叶味咸，薤白味苦，葱味辛。

"黄色宜甘，青色宜酸，黑色宜咸，赤色宜苦，白色宜辛。凡此五者，各有所宜。"

译注：

患者脸部有五种病色呈现时，人应优先选择对应"所喜"之味调补。如病后呈黄色，适宜多食甜味。黄是脾之色，"呈黄色"是脾气不足的表现；甜是脾之味，多食甜味食物可补脾。

病后呈青色，适宜多食酸味。青是肝之色，呈青色是肝气不足的表现；酸是肝之味，多食酸味食物可补肝。

病后呈黑色，适宜多食咸味。黑是肾之色，呈黑色是肾气不足的表现；咸是肾之味，多食咸味食物可补肾。

病后呈红色，适宜多食苦味。红是心之色，呈红色是心气不足的表现；苦是心之味，多食苦味食物可补心。

病后呈白色，适宜多食辛味。白是肺之色，呈白色是肺气不足的表现；辛是肺之味，多食辛味食物可补肺。

（3）五脏病与"五宜"饮食

"脾病者，宜食粳米饭、牛肉、枣、葵；心病者，宜食麦、羊肉、杏、薤；肾病者，宜食大豆黄卷、猪肉、栗、藿；肝病者，宜食麻、犬肉、李、韭；肺病者，宜食黄黍、鸡肉、桃、葱。"

译文：

> 脾病者，宜吃粳米饭、牛肉、大枣和冬葵；心病者，宜食麦食、羊肉、杏子和薤白；肾病者，宜吃大豆黄卷、猪肉、栗子和藿叶；肝病者，宜食芝麻、狗肉、李子、韭菜；肺病者，宜吃黄黍、鸡肉、桃子和葱。

二、《黄帝内经》论五味所伤、所禁

1.《素问·生气通天论》论五味过极

"阴之所生，本在五味，阴之五宫，伤在五味。是故味过于酸，肝气以津，脾气乃绝 ；味过于咸，大骨气劳，短肌，心气抑；味过于甘，心气喘满，肾气不衡；味过于苦，脾气濡，胃气乃厚；味过于辛，筋脉沮弛，精神乃央。

是故谨和五味，骨正筋柔，气血以流，腠理以密，如是则骨气以精。谨道如法，长有天命。"

译文：

> 五脏需要的阴精，来源于饮食五味的营养，但是贮藏精

血的五脏，又会因过食五味而受伤害。如过食酸味，会使肝气积聚，肝气过盛，就会伤害脾胃；过食咸味，会使骨气受伤，肌肉枯槁，心气也就郁滞了；过食甜味，就使心气喘闷，肾气就衰弱了；过食苦味，会使脾气濡滞，胃气也就薄弱了；过食辛味，会使筋脉渐渐衰败，精神也就颓废了。

因此要谨慎地调和五味，使得骨骼正直，筋脉柔和，气血流通，腠理固密，这样就可使筋骨强。谨慎地遵照养生法则去做，就可以享受自然的天寿。

2.《素问·五脏生成》论过食五味所伤

"是故多食咸，则脉凝泣而变色；多食苦，则皮槁而毛拔；多食辛，则筋急而爪枯；多食酸，则肉胝䐃而唇揭；多食甘，则骨痛而发落。此五味之所伤也。故心欲苦，肺欲辛，肝欲酸，脾欲甘，肾欲咸。此五味之所合也。"

译文：

咸的食物吃多了，会使血脉凝滞而面色失去光泽；多吃苦的东西，会使皮肤干燥而毫毛脱落；多吃辣的东西，会使筋脉拘挛而爪甲枯槁；多吃酸的东西，会使肉坚厚而唇缩；多吃甜的东西，会使骨骼疼痛而头发脱落。这些都是饮食五味偏嗜造成的伤害。所以心喜苦味，肺喜辛味，肝喜酸味，脾喜甘味，肾喜咸味。这就是五味和五脏的对应关系。

3.《素问·宣明五气》论五味所禁

"五味所禁：辛走气，气病，无多食辛；咸走血，血病，无多食咸；苦走骨，骨病，无多食苦；甘走肉，肉病，无多食甘；酸走筋，筋病，无多食酸。是谓五禁，无令多食。"

译文：

疾病所禁食的五味：辛味走气分，因此病在气分者，不能过食辛味；咸味走血分，病在血分者，不能过食咸味；苦味走骨骼，骨病者，不能过食苦味；甘味走肌肉，肌肉有病者，不能过食甘味；酸味走筋膜，筋膜有病者，不能过食酸味。这就是疾病的五禁，要自我节制，不能多食。

4.《灵枢·五味》论五禁

"五禁：肝病禁辛，心病禁咸，脾病禁酸，肾病禁甘，肺病禁苦。"

译注：

五脏病的禁忌：肝病禁忌辣味，心病禁忌咸味，脾病禁忌酸味，肾病禁忌甜味，肺病禁忌苦味。这里的"禁"是指禁止必需以外的过量供给，含有相生相克之内涵。

肝为木，肺为金，金克木。辛是肺之味，肝病如再补辛味，会使肺气过旺，就会导致克伐过度，加重肝病，故要禁辛。

心为火，肾为水，水克火。咸是肾之味，心已病，再补咸味，就会加大肾对心的克伐力度，导致心病加重，因此要禁咸。

脾为土，肝为木，木克土。酸是肝之味，脾已病，如果再补肝，就会加大肝对土的克伐力量，导致脾病加重，所以要禁酸。

肾属水，脾为土，土克水。甘是脾之味，肾已病，如再增加甘味，就会导致脾气过旺，对肾的克制能力太强，会加重肾的病情，因而要禁甘。

肺为金，心为火，火克金。苦是心之味，肺气已不足，如再用苦味补心，会导致心气过强，使克制肺的能力更强，就会加重肺的病，因此要禁苦。

第二节 现代营养学说

一、概述

1. 营养学是研究膳食、营养与人体健康关系的科学，核心是合理营养和均衡营养。合理和均衡营养的基本要求是：

充足的能量和各种营养素，且各种营养素之间的比例平衡；

食物清洁、无毒、无害，保证安全；

合理的加工与烹调；

建立合理的用膳制度及良好的饮食习惯；

人体机能吸收的营养和消耗能量达到动态平衡。

2. 所谓营养，是人类摄取食物满足自身生理需要的生物学过程。

这与中医讲的饮食入胃后，消化系统分层提取水谷精微的运行模式是类似的。

而人们常说这个东西营养好，那个食品营养丰富，主要指的是食物中所含的营养成分，属于营养素范畴。

3. 食物中含有的能被人体消化吸收并且具有一定生理功能的成分称为营养素，是人类赖以生存的物质基础。

如今已经确认的人体必需营养素共有 42 种，分为六大类——蛋白质、脂类、碳水化合物、矿物质、维生素、水。

其中人体对蛋白质、脂类、碳水化合物的需要量较大，这些营养素被称为宏量营养素、产能营养素；矿物质和维生素的需要量较少，因此被称为微量营养素。

营养素的基本作用，是提供满足人体需要的能量，以维持人体生长发育和生理机能。

人类每天都需要从膳食中摄取各种营养素，对各种营养素的需要量随着年龄、性别和生理状况的变化而有所不同，摄入不足或过多都可能发生相应的营养素缺乏或过剩，从而对人体健康造成危害。

二、能量与六大营养素

（一）能量概说

1. 能量

能量是指维持生命所需的从外界摄入的自由能。人体所需要的能量主要来自食物中的糖类（碳水化合物）、脂类和蛋白质，这三类营养素进入人体经过消化吸收后，可在生物氧化过程中释放能量。机体内能量的释放、转移和利用的过程称为能量代谢。物质代谢和能量代谢共同构成生物的新陈代谢。

能量来源与产能比

能量来源	产能系数	占总能量百分比（%）
碳水化合物	4	55~65
脂类	9	20~30
蛋白质	4	10~15

2. 能量来源与消耗

人体的一切生命活动都需要能量，这些能量主要来源于食物中的碳水化合物、脂类和蛋白质，三者统称为产能营养素。

我国居民的膳食结构是以植物性食物为主，在膳食能量的来源方面，碳水化合物所占比例最大。一般而言，机体所需能量的50%以上由食物中的碳水化合物提供。

能量的食物来源：人体能量的主要来源，是食物中的碳水化合物、脂类和蛋白质，这三类营养素，普遍存在于各种天然食物中。谷类和薯类富含碳水化合物，是膳食能量最主要和最经济的来源；油料作物富含脂肪，动物性食品含有丰富的脂肪和蛋白质，也是膳食能量的重要来源；蔬菜和水果的膳食能量相对含量较少。

脑组织消耗的能量比较多，而脑细胞贮存的糖类又极少，代谢消耗的碳水化合物主要来自血糖，因此脑组织对缺氧非常敏感，脑功能对血糖水平有很大的依赖性。

脂肪类能量最高，是各种能源物质的主要贮存形式，也是机体重要的能量来源，人体耗能的 40% ~ 50% 来自体内的脂肪，在短期饥饿的情况下，主要通过燃烧体内脂肪供能，但脂肪不能在缺氧的情况下供能。在长期不进食的情况下，人体糖原和贮备脂肪大量消耗后，机体将依靠组织蛋白分解获取能量。

（二）蛋白质

1. 蛋白质

蛋白质是由氨基酸组成的化学结构复杂的一大类有机化合物，是人体的必需营养素，是一切生命的物质基础，没有蛋白质，就没有生命。蛋白质由碳、氢、氧、氮、硫等元素组成，是人体氮的唯一来源。蛋白质分为完全蛋白质、半完全蛋白质、不完全蛋白质。

2. 氨基酸

蛋白质的基本构成单位是氨基酸，组成蛋白质的氨基酸共有 20 多种，其以不同的数量和排列方式连接起来构成了成千上万种蛋白质。

多数蛋白质的平均含氮量为 16% 左右，所以测得的含氮量乘以 6.25 即为食物蛋白质的含量。

3. 蛋白质的消化吸收

消化：蛋白质未经消化不易吸收。一般情况下，食物蛋白质水解成氨基酸及短肽后方能被吸收。由于唾液中不含消化蛋白质的酶，所以食物蛋白的消化从胃开始。

胃内消化蛋白质的酶类，是胃蛋白酶，但蛋白质在胃内消化很不完全，未被消化的进入小肠，小肠是蛋白质消化的主要部位。

吸收：蛋白质经过小肠的消化，被水解为氨基酸和部分二肽、三肽。

代谢：在肠道被消化的蛋白质，不仅来自食物，还有肠道脱落的黏膜细胞和分泌的消化液等。每日约有70g蛋白质进入消化系统，其中大部分被消化和吸收。蛋白质不断在体内分解为含氮废物的同时，也不断在体内合成以补偿分解，如此来维持体内的动态平衡。

4. 食物蛋白质的营养评价

食物蛋白质由于氨基酸组成的差异，营养素价值不完全一样，一般来说，动物蛋白质的营养价值优于植物蛋白质。

5. 蛋白质生物价

蛋白质生物价是指食物蛋白质吸收后在体内储留被利用的氮量与被吸收氮量的比值，用以反映蛋白质在体内被利用的程度。计算公式为：蛋白质生物价（％）＝储留氮÷吸收氮×100（％）

常见食物蛋白质的生物价（BV）

食物蛋白质	生物价	食物蛋白质	生物价	食物蛋白质	生物价
鸡蛋白	83	大米	77	小米	57
鸡蛋黄	96	白面	52	玉米	60
脱脂牛奶	85	生大豆	57	白菜	76
鱼	83	熟大豆	64	红薯	72
牛肉	76	扁豆	72	马铃薯	67
猪肉	74	蚕豆	59	花生	59

注：生物价（BV）是反映食物蛋白质消化吸收后，被机体利用程度的指标，生物价越高，表明其被机体利用的程度越高，最大值为100。蛋白质的生物价对指导肝、肾患者饮食治疗有积极意义。

6.蛋白质的缺乏与过量

蛋白质的缺乏，大多数是因贫穷和饥饿引起的，现在很少见。

蛋白质的过量，对人体也是有害的，其表现为：

一是过多的动物蛋白质摄入，往往同时摄入过多的动物脂肪和胆固醇；

二是蛋白质摄入过多，会造成含硫氨基酸摄入过多，可加速骨骼中的钙质流失，易发生骨质疏松；

三是蛋白质摄入过多，代谢产物的排泄会加重肾脏的负担，若肾功能本已受损，则危害更大。

7. 蛋白质的参考摄入量与来源

理论上，成人每日摄入 30g 蛋白质即可达到零氮平衡；从安全性和消化吸收等因素考虑，成人蛋白质的摄入量以 0.8g/(kg·d) 为宜。一般健康成人蛋白质的推荐摄入量为 1.16g/(kg·d)，老年人为 1.27g/(kg·d)。

蛋白质广泛存在于各类动植物性食品中。动物性蛋白质质量好，生物利用率高，是人体蛋白质的重要来源。其中鸡蛋和牛奶中必需氨基酸种类齐全，且比例均衡，常作为参考蛋白质来评价其他蛋白质的营养价值。

大豆蛋白质丰富，含量高达 35%～40%，氨基酸组成比较合理，在体内的生物利用率较高。其保健功能也日益受到各国专家的重视，是植物性食物中很好的蛋白质来源。

（三）脂类

脂类是脂肪和类脂的总称，是人体必需的一类营养素。

1. 人体脂肪含量，常受营养状态和体力活动等因素的影响，而有较大的变动。如当碳水化合物和脂肪摄入增加时体脂增加，而饥饿或机体能量消耗增多时，体内脂肪将被大量动员以满足重要脏器对能量的需求，因其含量不稳定故冠以"可变脂"或"动脂"的称号。

2. 类脂在体内含量较稳定，故有"固定脂"和"不动脂"之称，包括：磷脂。体内除三酰甘油外，磷脂是最多的脂类，主要形式有磷酸甘油酯和神经鞘磷脂。

糖脂是含有碳水化合物、脂肪酸和氨基乙醇的化合物，是构成细胞膜所必需的。

固醇类，又称类固醇，类固醇中含有自由羟基者视为高分子醇，称为固醇。常见的固醇有动物组织中的胆固醇和植物组织中的谷固醇。

胆固醇，广泛存在于动物性食品中，植物性食物不含胆固醇。

3. 脂肪酸是构成脂类的基本物质，按脂肪酸的饱和程度分类，可分为饱和脂肪酸和不饱和脂肪酸。饱和脂肪酸含量高的脂肪多呈固态，如大部分动物脂肪；不饱和脂肪酸含量高的脂肪多呈液态，如大部分植物油。

脂肪消化的主要场所是小肠，来自肝脏分泌的胆汁，首先将脂肪乳化，而胰腺和小肠分泌的脂肪酸，可将脂类最终水解为可吸收的小分子物质。未被消化的少量脂肪，则随胆汁酸盐，由粪便排出体外。

4. 脂类的缺乏与过量

脂类缺乏，可引起生长发育迟缓、生殖障碍、皮肤损伤以及肾脏、肝脏、神经和视觉方面多种疾病。

脂肪过量，脂肪摄入过高，是引起肥胖的重要原因，而肥胖是导致一些慢性病的重要因素。如动脉粥样硬化的形成，主要是由于血浆中胆固醇过多沉积在大、中动脉内膜所致。如伴有动脉壁损伤或胆固醇运转障碍，则易在动脉内膜形成脂质斑块，进而造成动脉管腔狭窄，导致心脑血管病发生。

膳食脂肪的摄入量与某些恶性肿瘤的形成有关。膳食脂肪摄入总量过大，将增加某些肿瘤如乳腺癌、结肠癌、直肠癌的发病率。橄榄油，致乳腺癌的危险性明显小；棕榈油，含丰富的维生素E，也有利于控制乳腺癌的发生；多食鱼类，可预防结肠和直肠癌的发生。

膳食脂肪的主要来源为食用油、动物性食品和坚果类。动物性食品以畜类肉含脂肪最丰富，且多为饱和脂肪酸，其中猪肉脂肪含量高于牛肉、羊肉。

蛋类以蛋黄含脂肪最高，约为30%。鱼类脂肪含量在5%左右，且含有丰富的不饱和脂肪酸。

（四）碳水化合物

碳水化合物也称糖类，是由碳、氢、氧3种元素组成的一大类化合物，可分为糖、寡糖和多糖三大类，每一类又分为不同的亚组，见下页"碳水化合物分类表"所示。

1. 单糖，是结构最简单的碳水化合物，通常条件下不能被直接水解为分子更小的糖。

2. 双糖，是由二分子的单糖经脱水形成的糖苷。

3. 寡糖，又称低聚糖，是由3～9个单糖分子通过糖苷键构成的聚合物，包括麦芽糖、水苏糖、异麦芽低聚糖、低聚果糖、大豆低聚糖等。

4. 多糖，是自然界中结构复杂而庞大的糖类物质，由10个以上单糖分子组成的高分子聚合物，包括淀粉、糖原以及膳食纤维等。

多糖在性质上与单糖和低聚糖不同，无甜味，一般不溶于水，无还原性。

5. 糖的吸收碳水化合物经消化变成单糖后，主要在空肠被吸收。

单糖首先进入肠黏膜上皮细胞，然后进入小肠壁的毛细血管，再汇入门静脉，并进入肝脏，最后进入大循环，运送到全身各个器官。单糖在小肠的吸收，主要是在载体蛋白帮助下的主动运转过程。不同的载体蛋白，对单糖的结合能力不同，有的单糖甚至完全不能与之结合，故各种单糖的相对吸收率各异。

果糖在小肠的吸收属被动扩散，吸收率相对较低，不到葡萄糖和乳糖的一半。

碳水化合物分类表

分　类 （含单糖分子数）	亚　组	组　成
糖（1~2）	单糖	葡萄糖、半乳糖、果糖
	双糖	蔗糖、乳糖、麦芽糖、海藻糖
	糖醇	山梨醇、甘露醇、木糖醇
寡糖（3~9）	麦芽低聚寡糖	麦芽糊精
	其他寡糖	棉子糖、水苏糖、低聚果糖
多糖（≥10）	淀粉	直链淀粉、支链淀粉、变性淀粉
	非淀粉多糖	纤维素、半纤维素、果胶、亲水胶质物

6. 血糖及血糖的高低

血中的葡萄糖叫血糖，正常情况下血糖水平总是相对恒定，维持在 $3.9 \sim 6.1mmol/L$。

血糖的来源，为糖类食物的消化吸收、肝糖原分解和糖异生。

血糖的去路，则为组织及肝脏的摄取、利用等。

血糖的浓度高低，取决于血糖的来源与去路的相对速度，而速度的调控，则依靠神经、激素及某些组织细胞的功能性协调作用。

7. 血糖水平的调节激素

胰岛素，是机体内唯一的降糖激素，也是唯一同时促进糖原、脂肪、蛋白质合成的激素。胰岛素的分泌能促进血糖氧化，抑制糖原分解和糖异生，使血糖水平下降。

胰高血糖素，与胰岛素的作用相拮抗，通过刺激糖原分解提高血糖水平。

糖皮质激素，能促进体内的糖原异生，并抑制肝外组织对葡萄糖的摄取和利用，可致血糖升高。

肾上腺素，是升高血糖的激素。肾上腺素升高血糖作用机制主要是在应激状态下加速糖原分解，使血糖迅速升高并持续较长时间。

血糖生成指数（GI），是指在一定时间内，人体食用含50g有价值的碳水化合物的食物和相当量的标准食物（葡萄糖或面包）后体内血糖水平应答的比值。

高GI的食物，表示进入胃肠后消化快、吸收完全，葡萄糖迅速进入血液；低GI的食物，表示消化慢，在胃肠内停留时间长，葡萄糖进入血液后峰值低，下降速度慢。目前，食物血糖生成指数可作为糖尿病患者选择多糖类食物的参考依据，也可广泛用于高血压和肥胖患者的膳食管理，甚至扩展到运动员的饮食研究与膳食管理。

（五）维生素

维生素按溶解性可分为脂溶性维生素和水溶性维生素。

脂溶性维生素，包括维生素 A、D、E、K。

水溶性维生素，包括B族维生素——维生素B_1、B_2、B_6、B_{12}，烟酸（尼克酸）、叶酸、泛酸、生物素等和维生素C。

1. 维生素 A（动物性食物来源）和类胡萝卜素（植物性食物来源）

维生素 A 和类胡萝卜素易溶于脂肪和有机溶剂，对酸和碱较稳定，一般烹调和加工不易破坏；但维生素 A 极易氧化，在紫外线照射下，会加快氧化破坏。因此，维生素 A 或富含维生素 A 的食物应避光保存。

（1）维生素 A 的生理功能

①保护夜间视力，维持视紫质的正常功能。

②维持上皮细胞的生长和分化。

③有助于细胞的增殖和生长，促进骨骼发育；维生素 A 缺乏时，骨的形成和牙齿的发育均受影响。

④有增强免疫和抗癌功能。动物实验发现，维生素 A 和类胡萝卜素的防癌作用，可能与它能够清除单线态氧，清除氧自由基的抗氧化作用有关。

（2）维生素 A 的来源

一类是动物性食物中摄取，如动物肝脏（猪肝、鸡肝等）、鱼肝油、蛋黄、奶油等是维生素 A 的最好来源。植物性食物可提供类胡萝卜素，主要存在于深绿色或红黄色蔬菜和水果中，如胡萝卜、菠菜、红薯、哈密瓜等。

2. 维生素 D

维生素 D 为白色晶体，溶于脂肪和脂溶剂，在中性和碱性溶液中耐热，不易被氧化。一般烹调加工不会造成维生素 D 的损失，但脂肪酸败会使其破坏。过量辐射，可形成毒性化合物。

（1）维生素 D 的生理功能

①维持血钙水平，促进钙和磷的吸收、利用，以构成健全的骨骼和牙齿。

②促进肠道对钙磷的吸收和转运过程，促进肾小管对钙、磷的重吸收，减少丢失。

③具有免疫功能，可改变机体对感染的反应。

（2）维生素 D 缺乏

维生素 D 缺乏，可使婴幼儿患佝偻病，是以维生素 D 缺乏导致钙、磷代谢紊乱和临床以骨骼的钙化障碍为主要特征的疾病。

维生素 D 缺乏，会造成孕妇、乳母、老人血钙水平降低，可引起手足痉挛症，并容易发生骨质软化症；孕妇骨盆变形可致难产；骨骼缺钙严重时引起骨质疏松，发生自发性或多发性骨折。

（3）维生素 D 过量

一般膳食来源不会导致维生素D摄入过多,过量补充维生素D,可导致中毒,造成厌食、呕吐、头痛、口渴、多尿,严重的维生素D中毒可导致死亡。

(4)维生素D的获得

多晒太阳,是人体获得维生素D的最佳办法。膳食中维生素D丰富的有海鱼、肝、蛋黄等动物性食品及鱼肝油制剂。

3.维生素E

维生素E为橙黄色或淡黄色的油状液体,溶于脂肪及脂溶剂,在无氧条件下对热及酸性环境稳定,紫外线、碱、氧和铁、铜盐能使其迅速破坏,油脂酸败亦可加速其破坏。维生素E主要来源于各种植物油料种子及植物油,谷类、坚果、肉、奶、蛋等,一般烹调损失不大,但油炸使食物中维生素E的活性明显降低。

(1)维生素E的生理功能

抗氧化作用。作为氧自由基的清除剂,与其他抗氧化物质以及抗氧化酶(超氧化物歧化酶、谷胱甘肽过氧化物酶等)一起构成体内的抗氧化系统,保护生物膜及其他蛋白质免受自由基攻击。

防衰老作用。补充维生素E,可减少脂褐素(老年斑)形成,改善皮肤弹性,减缓性腺萎缩速度,提高免疫力。

调节血小板的黏附力和聚集作用。

(2)维生素E的缺乏与过量

缺乏:可见于脂肪吸收障碍、严重腹泻、胆道疾病等患者,可出现视网膜退变、神经退行性病变、肌无力、小脑共济失调等。

早产儿维生素E缺乏时，容易出现溶血性贫血。

过量：大剂量摄入维生素E，也可能出现中毒症状，如恶心、腹泻、肌无力、视觉模糊、复视、凝血机制障碍。维生素E主要储存于人体的脂肪组织、肝脏及肌肉中。

4.维生素 B_1

维生素 B_1，又称抗脚气病因子。在酸性环境中稳定，在碱性和中性环境中容易被氧化而失去活性，所以烹调食物时加碱会造成维生素 B_1 的损失。

（1）维生素 B_1 的生理功能

构成辅酶，主要作用于糖代谢。抑制胆碱酯酶的活性，促进胃肠蠕动。

（2）维生素 B_1 缺乏与过量

缺乏：维生素 B_1 缺乏症又称脚气病，多见于以大米作为主食的地方，任何年龄都可以发病，主要损害神经系统和心血管系统。

脚气病又分为干性脚气病、湿性脚气病、混合性脚气病、婴幼儿脚气病。

过量：维生素 B_1 过量中毒很少见，但摄入超过RNI100倍以上可能出现头痛、惊厥、心律失常等。

5.维生素 B_2

维生素 B_2 又称核黄素，为黄色晶体，微溶于水，在酸性和中性溶液中稳定，在碱性环境中易被热和紫外线破坏。

维生素 B_2 缺乏，最常见的原因是膳食供应不足，储存和加工不当导致维生素 B$_2$ 的破坏和丢失，及胃肠道功能紊乱，长期酗酒和排泄增加。

6. 烟酸

烟酸，又名维生素 PP、尼克酸、抗癞皮病因子。易溶于水和酒精，对酸、碱、光、热都比较稳定。一般的烹调加工损失很小，但会随水流失。烟酸缺乏可引起癞皮病。

烟酸的生理功能在于构成辅酶Ⅰ和辅酶Ⅱ，是葡萄糖耐量因子的组成成分之一，维持胰岛素的正常功能。

7. 维生素 C

维生素 C，又称抗坏血酸，是一种白色结晶状的有机酸，可防治坏血病。维生素 C 主要来源于新鲜蔬菜和水果。

（1）维生素 C 的生理功能

维生素 C，参与体内羟化反应。羟化反应是体内许多重要物质合成分解的必要过程，维生素 C 参与具有促进胶原合成，神经递质合成类谷醇羟化，促进有机药和毒物羟化解毒作用。

①促进胶原合成，在维护骨骼、牙齿的正常发育和血管壁的正常通透性方面起重要作用。②清除自由基，延缓人体衰老。③具有对某些金属离子解毒的作用。

（2）维生素 C 的缺乏与过量

缺乏：可能引起坏血病；婴儿出现生长迟缓、烦躁、消化不良。

过量：会出现恶心、腹泻、腹胀等症状，还有患尿路结石的风险。

（六）矿物质

人体组织是由多种元素构成，其种类和含量与所在地区的地理环境及饮食摄入情况有关，除构成蛋白质、脂肪、碳水化合物、维生素等有机物的碳、氢、氧、氮外，其他无机元素约占人体重量的5%，统称为矿物质，分为常量元素和微量元素。

常量元素，是指体内含量大于0.01%的矿物质，有钙、磷、镁、钾、钠、氯、硫。

微量元素，是指体内含量小于0.01%的矿物质，有铁、铜、锌、碘、钼、氟、锰、硒、铬、镍、锡、矾、硅、钴。

1. 钙

钙是人体含量最多的无机元素，约占体重的1.5% ～ 2%，集中在骨骼和牙齿中。

（1）钙的生理功能

构成骨骼和牙齿，维持神经和肌肉的活动，促进体内酶的活动。

（2）钙的缺乏和过量

主要影响骨骼与牙齿的发育。儿童长期缺钙可导致生长发育迟缓，严重缺乏者可导致佝偻病。成人易出现骨质疏松症，老年人易发生骨折。

钙的过量：会增加肾结石的危险，干扰其他必需矿物质的利用率。

2. 磷

磷是人体含量较多的元素之一，约占体重的1%。体内85% ～ 90%的磷，集中在骨骼和牙齿。

磷的生理功能：磷是骨骼、牙齿形成的必需的矿物质，是多种酶的构成成分，参与能量代谢，参与体液的酸碱度的调节。

磷缺乏：现代由于膳食原因导致磷缺乏较少见，临床可见的是早产儿和肠外营养治疗不当出现的低磷血症。

3. 镁

镁是人体常量元素中含量最少的元素，在正常成人体内含量约为 25 克，大部分存在于骨骼、牙齿和软组织中。

镁虽普遍存在于食物中，但含量差别甚大。绿叶蔬菜、粗粮、坚果是镁的丰富来源，肉类、淀粉类食物及牛奶也含有镁。

镁的生理功能：镁是多种酶的激活剂，至少参与体内 300 种以上酶促反应，与钙离子、钾离子、钠离子一起维持肌肉神经的兴奋性，参与骨形成和骨骼再建。

镁的缺乏，可致神经、肌肉兴奋性亢进，表现为肌肉震颤、手足抽搐、共济失调等，严重时出现昏迷。

4. 碘

碘是人体的必需微量元素之一，在人体内的含量为 20～50mg，主要分布在甲状腺，其余分布在皮肤、骨骼、内分泌腺及中枢神经系统等。

碘的生理功能：碘在人体内主要参与甲状腺素的合成，其生理功能主要通过甲状腺素的作用表现。

5. 钠

钠主要存在于细胞外液中，占总体钠的 44%～50%。钠的生理功能是调节体内水分与渗透压，维持酸碱平衡，增强神经肌肉兴奋性。

钠的来源：人体钠的主要来源为食物，在小肠上段吸收，几乎全部被吸收。

6. 铁

铁是人体内含量最多的微量元素，也是人体必需的微量元素，最容易缺乏。成人体内铁的总量为 4～5g。

机体缺铁可使血红蛋白减少，发生营养性贫血，儿童、孕妇和老年人患病率较高。

补铁：动物肝脏、动物全血及畜、禽肉类的含铁量丰富，吸收利用率高；植物性食物如水果、蔬菜中铁的含量不高，利用率较动物性食物低。

7. 锌

锌是人体必需的微量元素之一，广泛分布在人体所有组织和器官中，以肝、肾、肌肉、视网膜、前列腺的含量为高。

锌的缺乏，可出现身体生长缓慢，皮肤伤口愈合不良，味觉异常，食欲减退，免疫功能降低等。

（七）水

1. 水是生命之源，是人类赖以生存的最重要的营养素之一。人在没有食物摄入而只饮水时，可生存数周；但如果断水，数日即可危及生命，可见水对生命的重要性。

2. 水在成年男性体内约占体重的 60%，女性约占体重的 50%。

3. 一般成年人每日需水量在 2500 毫升左右。人体内的水来源包括饮水、食物中水分及内生水三大部分。饮水获取水分约 1200 毫升，摄入食物获取水分约 1000 毫升，代谢产生的内生水约 300 毫升。

4. 体内水的排出以肾脏为主，健康的成年人每日经肾脏排出尿液约 1500 毫升，经肺脏呼出水分约 400 毫升，皮肤蒸发水分约 500 毫升，随粪便排出水分约 100 毫升。

5. 过量的水未能及时排出对人体有害，甚至可引起水中毒。由于水分在体内大量潴留，导致细胞外液渗透压降低，细胞肿胀，严重者会对神经系统造成永久性损伤，甚至死亡。

三、老年人的营养保健

（一）老年人的特点（65 岁以上人群）

1. 生理特点

老年人的身体细胞数量下降，突出表现为肌肉组织的重量减少而出现肌肉萎缩；身体水分减少，主要为细胞内液减少，影响体温调节，降低老年人对环境温度改变的适应能力；骨组织矿物质和骨基质均减少，骨密度降低，骨强度下降，易出现骨质疏松症。

2. 代谢功能降低

与中年人相比，老年人的基础代谢大约降低 15% ～ 20%，能量消耗减少。胰岛素受体减少，结合能力下降，致使糖耐量降低，脂肪代谢异常。

3. 器官功能改变

消化液、消化酶及胃酸分泌减少，胃肠蠕动能力减弱，易发生便秘。

心率减慢，心脏搏出量减少，血管逐渐硬化，高血压、冠心病患病率随年龄增加而升高，脑、肾和肝脏功能，及代谢能力随年龄增加而有不同程度的下降。

（二）老年人营养需求

老年人的基础代谢率降低，活动量减少，对能量的需求降低，膳食能量的摄入以维持能量平衡，达到并可保持理想体重为宜。

1. 蛋白质

老年人体内蛋白质的合成能力差，而且对蛋白质的吸收利用率降低，容易出现负氮平衡。如蛋白质摄入量不足，各器官蛋白质合成代谢与更新就会受到更大的影响，从而影响功能。

由于老年人的肝、肾功能降低，过多摄入蛋白质会增加肝、肾负担，故应以优质蛋白质为主，每天每公斤体重蛋白质的摄入量在1.0～1.5g。

2. 脂肪

老年人胆汁分泌减少和酯酶活性降低，脂肪摄入量不宜过多，膳食中胆固醇每天的摄入量应在300毫克以下，且应控制饱和脂肪酸摄入，不应超过脂肪总量的10%，食用油以植物油为佳。

3. 碳水化合物

老年人因脂肪摄入量减少，碳水化合物供应量应适当增多，宜占膳食总能量的 55% ～ 65%；来源以富含复合碳水化合物的谷类、薯类为主，多选择粗杂粮。

降低单糖、双糖和甜食的摄入量，增加膳食纤维的摄入，促进肠蠕动，防止便秘，改善糖耐量。

4. 矿物质和维生素

老年人钙摄入不足或缺乏，容易发生骨质疏松症。

铁的吸收利用不足，会导致造血功能减退，易出现缺铁性贫血。

老年人对维生素的利用率下降，易出现维生素 A、D、B_9、B_{12} 等缺乏，除了多吃有色叶菜、水果、鱼、豆类、瘦肉外，可补充一定数量的维生素制剂。

5. 老年人的膳食搭配

膳食多样化，粗细搭配，保持理想体重，防止肥胖。

以优质蛋白为主，每日饮用牛奶及奶制品，既补充蛋白质，又是钙的良好来源；常吃大豆及豆制品，有利于预防和治疗心脑血管疾病和骨质疏松症。

控制动物性食品的摄入，禽肉和鱼类适宜于老年人。

多吃蔬菜水果，有利于补充维生素和矿物质；摄入适量的膳食纤维，可预防便秘。

少食多餐，不暴饮暴食。饮食应清淡、少盐，易于消化。

中 篇

学习中医养生保健之术

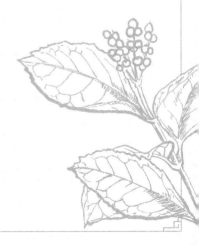

通过上篇中医基础理论的学习，及对部分营养学知识的介绍，我们对养生保健的概念有了基本了解。

　　本篇主要介绍了中医诊断学的理论知识，包括中医四诊、八纲辨证、病性辨证、脏腑辨证等内容，旨在帮助读者了解中医诊断的基本概念，掌握中医诊断的基本思维与方法，以便在身体出现问题时能作出科学的判断，甚至做到"求医不如求己"。

第一章 学习四诊之术

概　说

1. 传统中医诊病，主要体现在望、闻、问、切的四诊中，而四诊的诊断、辨证过程，主要是通过微小的、局部的变化来判断人体变化的奥妙，是理论与实践有机结合的结果。其蕴含着中医诊断的基本原理，就是"知微见著，知常达变"。

中医认为"有诸内者，必形诸外"，因此通过四诊收集的表象信息，在中医基础理论的指导下，通过表现于外的症状、体征，来推测脏腑等内在的病理本质。

2. 中医强调"欲知其内者，当以观乎外；诊于外者，斯以知其内。盖有诸内者形诸外"。而这一切，传统中医是通过望、闻、问、切来实现的。

（1）望诊，是医生运用视觉察看病人的神、色、形、态、舌、头面、五官、四肢、皮肤以及排出物等，以发现异常表现，了解病情的诊察方法。

（2）闻诊，是医生运用听觉诊察病人语言、呼吸、咳嗽、呕吐、嗳气、肠鸣等声音，及通过嗅病人的异常气味、排出物的气味以了解病情的诊察方法。

（3）问诊，是医生通过专业的询问，引导就医者自诉自觉不适症状、既往病史、生活习惯等，从而了解患者的各种病态感觉及疾病的发生、发展、诊疗等情况的诊察方法。

（4）切诊，是医生用手触、摸、按、压患者的某些部位，以触觉判断、诊察疾病的方法，分为脉诊和按诊两部分。

3.中医诊断疾病的基本原理主要包括司外揣内、见微知著、以常达变三个方面，基本原则为整体审察、四诊合参、辨证求本、病证结合。我们应了解中医诊断的三大原理和四大原则均是建立在中医整体观理论之上，并在整体观的指导之下来阐述中医诊断的道理。

第一节　问诊

　　问诊是医生通过对患者或陪诊者进行有目的的询问，以了解健康状态，诊察病情的方法。自我诊断的"问诊"，是通过自问自答的方式，初步了解身体哪些方面出现了异常，重点是了解这种异常发生前的行为异常。首先判定是否感受外邪，是否因情绪过极等反应，导致某些慢性病的复发；其次要考虑发病前的饮食和起居，是否有异常和不当所诱发的原因，如胃部疼痛，是否有过食生冷、受寒等。

　　通过以上自我诊断以后，就可以得出一个初步认识，然后做出判断，对于轻症、慢性病等自己能够解决的问题，或做艾灸，或做推拿，或用饮食调治，或服用相应的中成药解决；对于不能自我解决的问题，则应尽快去医院就诊。

　　诊，是为了治，是治的首要条件，诊对了，才可能对症治疗。

一、问寒热

寒，指病人自觉怕冷的感觉，有恶风、恶寒和畏寒之分。

如果遇风觉冷，避之可缓者，谓之恶风；自觉怕冷，多加衣被或近火取暖仍不能缓解者，谓之恶寒；病人自觉怕冷，多加衣被或近火取暖而能够缓解者，谓之畏寒。

热指发热感觉，包括病人体温升高，或体温正常而病人自觉全身或局部发热。

寒热是机体阴阳盛衰的反映，即寒为阴征，热为阳象。张景岳有言："阴阳不可见，寒热见之。"寒与热的产生，主要取决于病邪的性质和机体阴阳盛衰的两个方面。寒为阴邪，其性清冷，故寒邪致病，恶寒症状突出；热为阳邪，其性炎热，故热邪致病，发热症状明显。

要注意的是老年人和体虚患者，由于自身阳气不足，感受邪气后自身正气抗邪的能力不足，故常表现为发热情况不严重，但病情严重的情况。

机体阴阳失调时，阳盛则热，阴盛则寒，阴虚则热，阳虚则寒。寒热之间的相互关系，构成了临床上常见的恶寒发热、但寒不热、但热不寒三种类型。

1. 恶寒发热

指患者恶寒与发热同时出现，是表证的特征性症状。其机理是外邪侵袭肌表，卫阳被遏，则恶寒；正气抗邪，卫阳失于宣发，则郁而发热。临床根据感受外邪的性质不同，分为发热轻恶寒重、发热轻而恶风、发热重恶寒轻三种类型。

（1）发热轻恶寒重。患者感觉怕冷明显，并有轻微发热症状，是风寒表证的特征，由外感风寒所致。

（2）发热轻而恶风。患者自觉轻微发热，并有遇风觉冷、避之可缓的症状，是伤风表证的特征，由外感风邪所致。有的患者只有恶风的感觉，一般为外感风邪，或为肺卫气虚，卫表不固所致。

（3）发热重恶寒轻。患者自觉发热较重，同时又有轻微怕冷的症状，是风热表证的特征，由外感风热之邪所致。

恶寒发热皆重，提示邪正俱盛；恶寒发热皆轻，提示邪轻正衰；恶寒重发热轻，提示邪盛正衰。

2. 但寒不热

指患者只感觉寒冷但不发热的症状，是里寒证的特征，多为感受寒邪所致，或为阳气不足而阴寒内生，临床常见以下两种类型。

（1）新病恶寒，指患者突然感觉怕冷、体温不高的症状，并有四肢不温，或腹部冷痛，或呕吐泄泻，或咳喘痰鸣，脉沉紧等症，见于里实寒证。

（2）久病畏寒，指患者经常怕冷，四肢凉，得温可缓的症状。常见面色㿠白、舌淡胖嫩、脉弱等症，主要见于里虚寒证。因阳气虚衰，形体失于温煦所致。

3. 但热不寒

指患者只发热，而无怕冷之感的症状，多是阳盛或阴虚所致，是里热证的特征。临床根据发热的轻重、时间、特点和兼症的不同，分为壮热、潮热、微热三种类型。

（1）壮热　指高热（体温39℃以上）持续不退，不恶寒反恶热的症状。常兼面赤、口渴、大汗出、脉洪大等症，多见于伤寒阳明经证和温病气分证，属里实热证。

（2）潮热　指按时发热，或按时热势加重，如潮汐一样有定时的症状。临床常见3种类型：阳明潮热、湿温潮热、阴虚潮热。

（3）微热　指发热不高，体温一般在38℃以下，或仅自觉发热的症状。临床常见3种类型：气虚发热、阴虚发热、气郁发热。

二、问汗

汗，是阳气蒸化津液达于体表而成，"阳加于阴谓之汗"。正常汗出有调和营卫、滋润皮肤、调节体温的作用。

若当汗而无汗，不当汗而汗多，或仅见身体的某一部分汗出，均属病理现象。询问汗出的异常情况，对于判断病邪的性质和机体阴阳的盛衰有重要意义。

1. 汗出有无

表证无汗者,多属风寒表证,因寒性收引,寒邪袭表,则腠理致密,玄府闭塞所致。

里证无汗者,多因津血亏虚,化汗乏源,或因阳气亏虚而无力化汗。

表证有汗者,若兼见发热恶寒、咽痛鼻塞,多见于风热表证;若兼见恶风、脉浮缓,多见于风邪犯表证。

里证有汗者,多见于里热证,也可见于里虚证。

2. 特殊汗出

自汗,指经常日间汗出不止,活动后尤甚的症状。主气虚证和阳虚证。

盗汗,指睡时汗出,醒则汗止的症状。主阴虚内热证。

冷汗,指汗出而冷。主阳气虚证。

热汗,指汗出而热。主里热证。

黄汗,指汗出色黄而黏。主湿热证。多因风湿热邪交蒸所致。

3. 局部汗出

(1)头汗,是指汗出仅见于头部,或头颈汗出量多的症状。多因上焦热盛,迫津外泄或中焦湿热蕴结,湿郁热蒸,迫津上越。也有元气将脱,虚阳上越,津随阳泄所致。

(2)半身汗出,是指病人仅一侧身体汗出的症状,或左或右,或上或下,汗出常见于健侧;而无汗的半身,常是病变的部位。病因多为风痰、痰瘀、风湿等阻滞经络,导致营卫不能周流,气血失和所致。

（3）手足心汗，是指手足心汗出的症状。若汗出量多，则为病理性汗出，多因阳气内郁、阴虚阳亢、中焦湿热郁蒸所致。

（4）心胸汗，是指心胸部位容易出汗或汗出过多的症状，多见于虚证。如伴心悸、失眠、腹胀、便溏者，多为心脾两虚；伴心悸心烦、失眠、腰膝酸软者，多为心肾不交。

（5）阴汗，即男女外阴及其周围汗出过多。多因下焦湿热郁蒸所致。

三、问疼痛

拒按，属里实证，多因感受外邪，气滞血瘀，痰浊凝滞，或食滞、虫积、结石等阻滞脏腑经脉，使气血运行不畅所致，即所谓"不通则痛"。

新病疼痛剧烈，持续不解，或痛而拒按，多属实证。

喜按，属里虚证。多因阳气亏虚，精血不足，脏腑经络失养所致，即所谓"不荣则痛"。特点是疼痛时间久而程度轻，时痛时止，或痛而喜按，多属虚证。

（一）常见的 11 类疼痛

1. 胀痛，指疼痛兼有胀感的症状，是气滞作痛的特点。如出现胸、胁、脘、腹胀痛，多是气滞为患；但头和眼睛出现胀痛时，则多因肝火上炎或肝阳上亢所致。

2. 刺痛，指如针刺般的疼痛，是瘀血致痛的特点。当胸、胁、脘、腹等部位出现刺痛，多是瘀血阻滞，血行不畅所致，需认真查清病位和病因。

3. 冷痛，指疼痛有冷感而喜暖的症状，常见于腰脊、脘腹、四肢关节等处。其中寒邪阻滞经络所致者，为实证；阳气亏虚，脏腑、经络、肢体失于温煦所致者，为虚证。

4. 重痛，指疼痛兼有沉重感的症状。常见于头部、四肢、腰部以及全身，多因湿邪困阻气机所致。

5. 酸痛，指疼痛兼有酸软感的症状。多因湿邪侵袭肌肉关节，气血运行不畅所致，或肾虚、气血不足，组织失养所致。

6. 绞痛，指疼痛剧烈如刀绞的症状。多因有形实邪阻闭，或寒邪凝滞，气滞血瘀所致。绞痛范围越大，且多疼痛剧烈难忍，常见于真心痛、结石、蛔厥等。

7. 空痛，指疼痛兼有空虚感的症状。多因气血精髓亏虚，机体失养所致，常见于头部或小腹部等处。

8. 隐痛，指疼痛不甚剧烈，但绵绵不休的症状。多因阳气不足、精血亏虚，脏腑经络失养所致，常见于头、胸、脘、腹等部位。

9. 走窜痛，指疼痛部位游走不定，或走窜作痛的症状。其中胸胁、脘腹疼痛而走窜不定的，多因气滞所致；四肢关节疼痛而游走不定者，常见于痹病，多因风邪偏胜所致。

10. 固定痛，指疼痛部位固定不移的症状。若胸胁、脘腹等处固定作痛，多是瘀血为患；若四肢关节固定作痛，多因寒湿、湿热阻滞，或热壅血瘀所致。

11. 掣痛，指痛处抽掣或牵引他处而痛，又称"彻痛"，常呈放射状，多因经脉失养，或经脉阻滞所致，如坐骨神经痛。

（二）从疼痛部位察病变

1. 胸痛

胸居上焦，内藏心肺，故胸痛多与心肺病变有关。

（1）心的主要病证

左胸心前区憋闷作痛，时痛时止者，多因痰、瘀等邪阻滞心脉所致，可见于胸痹等病。

胸背彻痛剧烈，面色青灰，手足青至节者，多因心脉急骤闭塞不通所致，可见于厥心痛等病，如真心痛。

（2）肺的主要病证

胸痛，颧赤盗汗，午后潮热，咳痰带血者，多因肺阴亏虚，虚火灼伤肺络所致，可见于肺痨等病。

胸痛，咳喘气粗，壮热面赤者，多因热邪壅肺，可见于肺热病等病。

胸痛，壮热，咳吐脓血腥臭，多因痰热阻肺，腐肉成脓所致，可见于肺痈等病。

胸肋软骨疼痛而局部高起，皮色不变，或沿肋骨相引掣痛者，多因气结痰凝、血凝，经气不和所致，可见于胁肋痛等病。

2. 胁痛

指胁的一侧或两侧疼痛的症状。两胁为足厥阴肝经和足少阳胆经的循行部位，肝胆又位于右肋部膈下末肋之内，故胁痛多与肝胆病变有关。

肝郁气滞、肝胆火盛、肝阴亏虚及饮停胸胁，阻滞气机、经脉不利，均可导致胁痛。

3. 脘痛

即上腹部剑突下疼痛，又称"胃脘痛"。胃失和降，气机不畅，则会导致胃脘痛。

因寒、热、气滞、瘀血和食积所致者，属实证，多在进食后疼痛加剧或拒按。

因胃阴虚或胃阳不足，胃失所养引起者，属虚证，多在进食后疼痛缓解或喜按。

胃脘冷痛，得温则减，多属寒证。

胃脘灼痛，喜凉恶热，多属热证。

4. 腹痛

腹痛多与所属脏腑病变有关。腹有大腹和小腹之分，脐以上为大腹，属脾胃；脐以下至耻骨毛际以上为小腹，属肾、膀胱、大小肠、胞宫；小腹两侧为少腹，是足厥阴肝经循行的部位。

因寒、热、寒湿、湿热、气滞、瘀血、结石、食积所致者，多属实证；因气虚、血虚、阳虚、阴虚所致者，多属虚证。

腹部持续性疼痛，阵发性加剧，伴腹胀、呕吐、便闭者，多见于肠痹或肠结，因肠道麻痹、梗阻、扭转或套叠，气机闭塞不通所致。

全腹痛，有压痛及反跳痛者，多因腹部脏器穿孔或热毒弥漫所致。

脐外侧及下腹部突然剧烈绞痛,向大腿内侧及阴部放射,尿血者,多系结石所致。

腹部脏器破裂或癌瘤亦可引起疼痛。

5. 腰痛

指腰脊正中或腰部两侧疼痛,多与肾病有关。

腰部两侧为肾的部位,故称"腰为肾之府"。

腰部经常酸软无力,多因肾虚所致。

腰部冷痛沉重,阴雨天加重,多为寒湿所致。

腰部刺痛,或痛连下肢者,多因瘀血阻络或腰椎病变所致。

腰部突然剧痛,向少腹放射,尿血者,多因结石阻滞所致。

腰痛连腹,绕如带状,多因带脉受伤所致。

6. 四肢痛

指四肢的肌肉、筋脉和关节等部位疼痛的症状,多因风、寒、湿邪侵袭,或风湿郁而化热,或痰瘀、瘀热阻滞气血运行所致。

若独见足跟痛,或胫膝酸痛者,多因肾虚所致,常见于老人或体弱者。

四、问头身胸腹不适

1. 头晕

是指感觉自身或四周景物旋转,甚者站立不稳。头晕是临床常见症状之一，可由多种原因引起。

头晕胀痛，口苦，易怒，脉弦数者，多因肝火上炎、肝阳上亢，脑神被扰所致。

头晕面白，神疲乏力，舌淡脉弱者，多因气血亏虚，脑失充养所致。

头晕而重，如物缠裹，痰多苔腻者，多因痰湿内阻，清阳不升所致。

头晕耳鸣，腰酸遗精者，多因肾虚精亏，髓海失养所致。

外伤后头晕刺痛者，多因瘀血阻滞，脑络不通所致。

2. 胸闷

是指患者自觉胸部痞塞满闷的症状，多与心、肺等脏病变有关。

胸闷，心悸气短者，多因心气虚或心阳不足所致。

胸闷，咳嗽多痰者，多因痰饮停肺所致。

胸闷，壮热，鼻翼扇动者，多因热邪或痰热壅肺所致。

胸闷气喘，畏寒肢冷者，多因寒邪客肺所致。

胸闷气喘，少气不足以息者，多因肺气虚或肺肾气虚所致。

3. 心悸

是指患者自觉心跳不安的症状，包括惊悸、怔忡，都属心律失常。

惊悸多时发时止，全身情况较好，病情较轻，常因遇险临危受到惊吓而心神浮动，心气不定所致。惊悸日久可发展为怔忡。

怔忡较惊悸严重，持续时间较长，全身情况较差，多因劳累过度、心血不足所致。

4. 胁胀

是指患者自觉一侧或两侧胁部胀满不舒的症状。胁胀多与肝胆及其经脉病变有关。

胁胀，易怒，脉弦，多因肝气郁结所致。

胁胀，口苦，舌苔黄腻，多因肝胆湿热所致。

胁胀，患侧肋间饱满，咳唾引痛，多因饮停胸胁所致。

5. 脘痞

是指患者自觉胃脘胀闷不舒的症状，是脾胃病变的表现。

脘痞，出现嗳腐吞酸者，多为食积胃脘。

脘痞，食少，便溏，多为脾胃气虚。

脘痞，呈现饥不欲食，干呕者，多为胃阴亏虚。

脘痞，出现纳呆呕恶，苔腻者，多为湿邪困脾。

脘痞，胃脘有振水声，多为饮邪停胃。

6. 腹胀

是指患者自觉腹部胀满，痞塞不适，甚至感觉有物支撑的症状。

腹时胀时减而喜按，属虚证，多因脾胃虚弱，健运失司所致。

腹持续胀满而拒按，属实证，多因食积胃肠，或实热内结，阻塞气机所致。

7. 身重

指患者自觉身体沉重的症状，主要与水湿泛滥及气虚不运有关。

身重，脘闷苔腻者，多因湿困脾阳，阻滞经络所致。

身重，有浮肿者，系水湿泛滥肌肤所致。

身重，嗜卧者，多因脾气虚，不能运化精微布达四肢、肌肉所致。

热病后期见身重乏力，多为邪热耗伤气阴，形体失养所致。

8. 麻木

指患者自觉皮肤发麻，或肌肤感觉减退，甚至感觉消失的症状，亦称不仁。

麻木多见于头面四肢，多因气血亏虚，肝风内动，或湿痰瘀血痹阻经络，肌肤经络失养所致。半身麻木，活动自如，多为中风先兆。

五、问耳目

肾开窍于耳，手、足少阳经脉分布于耳，耳为宗脉所聚；肝开窍于目，五脏六腑之精气皆上注于目。根据耳目的异常变化还可以了解肝、胆、肾、三焦等有关脏腑的病变情况。

1. 耳鸣、耳聋

耳鸣，指患者自觉耳内有鸣响的症状；耳聋，指听力减退，甚至听觉完全丧失。

耳鸣可为单侧或双侧，或持续，或时发时止。

突发性耳鸣，声大如雷，按之尤甚，属实证。

渐起耳鸣，声细如蝉，按之可减，或耳听力逐渐减退，多属虚证。可因肾精亏虚，或脾气亏虚，清阳不升，或肝阴、肝血不足，耳窍失养所致。

2. 重听

患者自觉听力略有减退，听音不清，声音有重复的症状。

重听日久渐成者，以虚证居多，常见于老年体弱者，多因肾之精气亏虚导致耳窍失荣所致。

重听骤发者，以实证居多，常因痰浊上蒙，或风邪上袭耳窍所致。

3.耳胀、耳闭

耳胀，是指自觉耳内胀闷不适的感觉；耳闭，是指耳内胀闷，且有堵塞感，听力减退的症状。多因风邪侵袭，经气痞塞，或痰湿蕴结于耳，或邪毒滞留，气血瘀阻所致。

4.目痒

指自觉眼睑、眦内或目珠瘙痒的症状，轻者揉拭后可止，严重者极痒难忍。

两目痒，甚如虫行，伴有畏光流泪、灼热者，多属实证，因肝火上扰或风热上袭所致。目微痒而势缓，多属虚证，因血虚，目失濡养所致。

5.目痛

目痛，是指患者自觉单目或双目疼痛的症状。

一般痛剧者，多为实证；痛微者，多属虚证。

目剧痛难忍，面红目赤者，多因肝火上炎所致。

目赤肿痛，羞明多眼屎者，多因风热上袭所致。

目微痛微赤，时痛时止而干涩者，多因阴虚火旺所致。

6.目眩

亦称眼花，是指患者自觉视物旋转动荡，或眼前如有蚊蝇飞动的症状。因肝火上炎、肝阳化风及痰湿上蒙清窍所致者，多属实证。

因气虚、血亏、阴精不足，目失所养而引起者，多属虚证。

六、问睡眠

睡眠是维持体内阴阳协调平衡的一种重要的生理现象，与人体卫气的循行和阴阳的盛衰有着密切的关系。

正常情况下，卫气昼行于阳经，阳气盛则醒；夜行于阴经，阴气盛则眠。

1. 失眠

指患者经常不易入睡，或睡而易醒，难以复睡。失眠主要是由于机体阴阳平衡失调，阴虚阳盛，阳不入阴，神不守舍所致。

营血亏虚，或阴虚火旺，心神失养，或心胆气虚，心神不安所致者，其证属虚。

火邪、痰热内扰心神，心神不安，或食积胃脘所致者，其证属实。

2. 嗜睡

指患者经常不自主地入睡的症状，多因机体阴阳平衡失调，阳虚阴盛所致。

困倦嗜睡，头目昏沉，胸闷脘痞，肢体困重者，多是痰湿困脾，清阳不升所致。

饭后困倦嗜睡，纳呆腹胀，少气懒言者，多因脾失健运，清阳不举，心失所养引起。

精神极度疲惫,神识朦胧,困倦易睡,肢冷脉微者,多因心肾阳虚,阴寒内盛所致。

七、问饮食口味

1. 口渴与饮水

患者口不渴,不欲饮水,提示津液未伤,多见于寒证、湿证。因为寒、湿之邪为阴邪,不耗伤津液,故口不渴。

患者口渴欲饮水,饮水后感觉舒服的症状,可分为八种情况。

(1)口渴咽干,鼻干唇燥,发于秋季者,多因燥邪伤津所致。

(2)口干微渴,发热,脉浮数者,多见于温病初期,多因邪热伤津不甚。

(3)口大渴喜冷饮,并见高热,大汗出者,为里热炽盛,津液大伤的表现。严重腹泻,或汗、吐、下及利尿太过耗伤津液,均可导致大渴欲饮。

(4)口渴咽干,夜间尤甚,颧赤盗汗,五心烦热者,是阴虚津亏,虚火内炽的表现。

(5)口渴而多饮,小便量多,形体消瘦者,属消渴病。

(6)口渴不多饮,兼身热不扬,胸闷纳呆,舌苔黄腻者,属湿热证。温病见口渴而不多饮,身热夜甚,心烦不寐,舌质红绛者,为营分证。

(7)口渴喜热饮而量不多,或水入即吐者,属痰饮病。

（8）口干，但欲漱水不欲饮，兼舌质青紫，或肌肤甲错者，为血瘀证。

2. 食欲与食量

食欲，指进食的要求和对进食的欣快感觉；食量，指进食的实际数量。胃主受纳、腐熟水谷，脾主运化，故食欲、食量与脾胃功能密切相关。

食欲减退，指进食欲望减退，甚至不想吃东西，主要是脾胃病变的反映，也可能是受其他脏腑病变影响。

新病食欲减退，属脾胃初伤，胃气尚旺所致。

久病食欲减退，兼面色萎黄，食后腹胀，疲倦者，多因脾胃虚弱所致。

纳呆少食，兼脘闷腹胀，头身困重，舌苔厚腻者，多因湿盛困脾，脾胃运化失司所致。

3. 厌食

指厌恶食物，甚至讨厌闻到食品味道的症状，又称恶食。

厌食兼脘腹胀满，嗳腐食臭，舌苔厚腻者，为食滞胃腑，腐熟功能失常所致。

厌食油腻，兼脘闷呕恶，便溏不爽，肢体困重者，为湿热蕴脾，胃失和降所致。

厌食油腻，兼胁肋灼热胀痛，口苦，为肝胆湿热，肝失疏泄，影响脾胃所致。

孕妇厌食，多为妊娠反应，若厌食严重，为"妊娠恶阻"。

4. 消谷善饥

指食欲过于旺盛，进食量多，但食后不久就感饥饿的症状，亦称"多食易饥"。

消谷善饥，兼多饮多尿，形体消瘦者，多见于消渴病。

消谷善饥，兼大便糖泄者，属胃强脾弱。胃强者消谷善饥，脾弱则运化无力，故大便溏泄。

5. 饥不欲食

指虽有饥饿的感觉但不想进食，或进食不多的症状。

饥不欲食多因胃阴不足，虚火内扰，或蛔虫内扰所致。

6. 食量变化

疾病过程中，食欲渐复，食量渐增，表示胃气渐复，预后较好。

如食欲减退，食量渐减，是脾胃功能渐衰之兆，提示疾病加重。

若危重病人，毫无食欲，突然索食，食量大增，是"假神"的表现之一，病危！

7. 口味的变化

口味异常，可反映脾胃及其他脏腑病变。

口淡，指味觉减退，口中乏味，甚至无味的症状，属脾胃虚弱或寒湿内阻。

口甜，指口中有甜味的症状，多因湿热蕴结于脾所致。

口黏腻，指口中黏腻不爽的症状，多因湿浊困阻中焦所致。

口酸，指口中有酸味，或泛酸水，甚至闻之有酸腐气味的症状，属肝胃郁热，或伤食证。

口苦，指口中有苦味的症状，多见于肝胆火旺，胆气上逆。

口涩与舌燥同时出现者，为燥热伤津，或脏腑热盛，气火上逆所致。

口咸，指自觉口中有咸味的症状，多因肾虚，或寒水上泛所致。

八、问二便

大便由肠道排出，但与脾胃的受纳运化、肝的疏泄、肾阳的温煦及肺气的肃降，有着密切的关系。小便由膀胱排出，但与脾的运化、肾的气化、肺的肃降及三焦的通调等，有着密切的关系。因此，可以从二便的性状、颜色、气味、时间、量的多少、排便次数、排便时的感觉以及兼症等变化察辨病变。

（一）大便异常

1. 大便次数异常

健康人每日或隔日大便一次，排便通畅，成形不燥，多呈黄色，便内无脓血、黏液及未消化的食物。

便秘，指大便燥结，排便时间延长，便次减少，排便困难。其病因主要表现为肠道病，多因胃肠炽热，或阳虚寒凝，或气血阴津亏损，或腹内积块阻结等原因，导致肠道燥化太过，肠失濡润，或推运无力，传导迟缓，气机阻滞而便秘。

肛门部的病变、肌痿、中风后遗症、肠外肿块压迫、过服止泻药或温燥之品等，也会导致便秘。

泄泻，指大便次数增多，稀薄不成形，甚至如水样的症状。

泄泻多因内伤饮食，或感受外邪，或阳气亏虚，或情志失调，使脾失健运，大肠燥化不及，传导亢进所致。暴泻多属实，久泻多属虚。

2. 大便性质异常

完谷不化，指大便中含有较多的未消化食物的症状。多因脾胃虚寒，或肾阳虚衰所致。

溏结不调，指大便时干时稀的症状，多因肝郁脾虚，肝脾不调所致。若大便先干后稀，多属脾虚。

大便脓血，指大便中含有脓血黏液，多见于痢疾或肠癌，常因湿热疫毒等邪，积滞交阻肠道，肠络受损所致。

3. 排便感异常

肛门灼热，指排便时肛门灼热的症状，多因大肠湿热，或热结旁流，热迫直肠所致。

里急后重，指大便前感到腹痛，急迫欲便，但大便时又窘迫不畅，常见于湿热痢疾，多因湿热内阻，肠道气滞所致。

排便不爽，指排便不通畅，总感滞涩难尽。多因湿热蕴结大肠，气机不畅，传导不利所致。

滑泻失禁，指大便不能随意控制，滑出不禁的症状，多因脾肾虚衰，肛门失约所致。

肛门气坠，指肛门有下坠感，多因脾虚中气下陷所致，多见于久泻、久痢患者。

（二）小便异常

一般情况下，健康成人日间排尿 3～5 次，夜间排尿 0～2 次，昼夜总尿量为 1000～2000 毫升。尿次和尿量受饮水、温度、出汗、年龄等因素的影响。

1. 尿次异常

①新病，见小便频数，尿急、尿痛、短赤者，多因下焦湿热，膀胱气化不利所致。久病，见小便频数，色清量多，夜间明显者，多因肾阳虚，肾气不固，膀胱失约所致。

②小便不畅，点滴而出，为癃；小便不畅，点滴不出，为闭。二者统称"癃闭"。癃闭多因肾阳不足，气化失司，开合失常，或湿热下注、瘀血、结石阻滞所致。

2. 尿量增多

指尿次、尿量明显超过正常人的症状。

小便清长而量多者，属虚寒证，因阳虚不能蒸化水液，水津直趋膀胱所致；而多饮、多尿、多食且形体消瘦者，多属消渴病。

3. 尿量减少

指尿量、尿次明显少于常人。多因热盛、汗下吐泻伤津，或肺脾肾功能失调，气化不利，水湿内停所致。

尿少而见肌肤浮肿者，为水肿病，多是肺、脾、肾三脏功能失常所致。

4. 排尿感异常

小便涩痛，指排尿时自觉尿道灼热疼痛，小便涩滞不畅的症状，多因湿热内蕴、热灼津伤、结石或瘀血阻塞、肝郁气滞、阴虚火旺等所致，常见于淋证。

余沥不尽，指小便后有余尿点滴流出的症状，多因病久体弱、肾阳亏虚、肾关不固，湿热邪气留于尿路所致，常见于老年和前列腺肥大患者。

小便失禁，指清醒时小便不能随意控制而自行溢出的症状，多因肾气亏虚，下元不固，膀胱失约，或脾虚气陷，膀胱虚寒不能约束尿液所致。

遗尿，指3岁以上小儿或成人睡眠中经常不自主地排尿的症状，多因禀赋不足，肾气亏虚，脾虚气陷，膀胱虚寒所致。亦可因肝经湿热，下迫膀胱引起。

第二节　望诊

中医认为，人是一个整体，局部的病变可以影响到全身，而体内的气血、脏腑、经络等的病理变化，必然会在其体表相应的部位表现出来，因此观察神、色、形、态的变化，不仅可以了解人体的整体情况，而且可作为分析脏腑生理、病理状况的依据之一。

望诊，在中医里为四诊之首，并有"望而知之谓之神"之说。

一、望神概说

神，是人体生命活动的总称，是对人体生命现象的高度概括。神的含义有二：广义指"神气"，即脏腑功能活动的外在表现；狭义指"神志"，即人的思维、意识和情志活动。

1. 望神的原理

"生之来谓之精，两精相搏谓之神。""神者，水谷之精气也。"

神的产生与人体精气和脏腑功能的关系十分密切，神产生于先天之精，同时又必须依赖后天水谷精气的不断充养。

精气是神的物质基础，神是精气的外在表现。精气充足则体健神旺，抗病力强，即使有病也多属轻病，预后较好；精气亏虚，则体弱神衰，抗病力弱，有病多重，预后较差，正所谓"得神者昌，失神者亡。"

2. 神的具体表现

神具体表现于人体的目光、色泽、神情、体态诸方面，而诊察眼神的变化是望神的重点。

①"五脏六腑之精气，皆上注于目而为之精。"目之视觉功能可反映脏腑精气的盛衰，故望神的重点是观察两目。凡两目神光充沛，精彩内含，运动灵活，视物清晰者为有神，是脏腑精气充足之象；凡两目浮光外露，目无精彩，运动不灵，视物模糊者为无神，是脏腑精气虚衰之征。

②色泽，是指以面部为主的周身皮肤色泽。皮肤的荣润或枯槁，是脏腑精气盛衰的重要表现。

③神情，心神正常，则人神志清晰，思维有序，表情自然，反应灵敏；心神失常，则神识昏蒙，思维混乱，表情淡漠，反应迟钝。

④体态，指人的形体丰满还是羸瘦，动作自如还是艰难。

得神、少神、失神、假神鉴别表

望诊部位	得神	少神	失神	假神
目光	两目灵活、明亮有神	两目晦暗、目光少神	两目晦暗、瞳神呆滞	原本目光晦暗，突然浮光暴露
面色	面色荣润、含蓄不露	面色少华、黯淡失荣	面色无华、晦暗暴露	原本面色晦暗，突然颧红如妆
神情	神志清晰、表情自如	精神不振、思维迟钝	精神萎靡、意识模糊	原本已神昏，突然神识似清
体态	肌肉不削、反应灵敏	肌肉松软、动作迟缓	形体羸瘦、反应迟钝	久病卧床不起，忽思活动
预后	良好	虚证患者，并无危险	不良	"回光返照"

3. 神乱

指神志错乱失常，临床表现为焦虑恐惧，狂躁不安，淡漠痴呆，猝然昏倒等，多见于癫、狂、痴、痫、脏躁等患者。

焦虑恐惧，患者常表现为心悸气促，不敢独处的症状。多由心胆气虚，心神失养所致。

狂躁不安，患者常表现为胡言乱语，少寐多梦，打人骂詈，不避亲疏的症状，常见于狂病。多由气郁化火生痰，痰火扰乱心神所致。

淡漠痴呆，患者常表现为表情冷漠，神识痴呆，哭笑无常，悲观失望的症状，常见于癫病、痴呆等。多由忧思气结、津凝为痰，痰浊蒙蔽心神所致。

猝然昏倒，患者常表现为口吐涎沫，两眼上视，四肢抽搐，醒后如常的症状，属痫病。多由脏气失调，肝风夹痰上逆，阻闭清窍所致。

二、望面部皮肤、形状变化辨病

（一）望面部皮肤颜色辨病

1. 察色辨病的原理

察色辨病，是指通过观察患者全身皮肤（主要是面部皮肤）色泽变化来诊察疾病的方法。人的面部皮肤颜色一般分为赤、白、黄、青、黑五种颜色，简称五色。五脏之色可隐现于皮肤之中，当脏腑有病时，则可显露出相应的异常颜色。因此，通过辨面部不同部位皮肤的颜色变化，可以知道人体五脏的病理变化。

皮肤的光泽，是指肤色的荣润与枯槁。凡面色荣润光泽者，为脏腑精气未衰，属无病或病轻；凡面色晦暗枯槁者，为脏腑精气已衰，属病重。

健康人的面部皮肤的色泽，谓之常色。其特点是明润含蓄。

含蓄，就是面色红黄隐藏于皮肤之内，而不特别显露，这是胃气充足、精气内含的表现。

明润，即面部皮肤明亮润泽，显示人体精气充沛神旺、气血津液充足、脏腑功能正常。

人体在疾病状态时面部显示出来的色泽，称为病色。特点是晦暗、无光泽，这是脏腑精气已衰，胃气不能上荣的表现。

2. 五色所主病

《灵枢·五色》认为五色分属于五脏："青为肝，赤为心，白为肺，黄为脾，黑为肾。"

以五色反映疾病的不同性质，则"青黑为痛，黄赤为热，白为寒"。这是根据患者面部五色变化诊察疾病的方法，即五色所主病。

（1）赤色，主热证，亦可见于真寒假热之戴阳证。

满面通红者，属实热证，因邪热亢盛，血行加快，气血充盈所致。

午后两颧潮红者，属虚热证，因阴虚阳亢，虚火上炎所致。

久病、重病面色苍白，却时而颧赤泛红如妆，游移不定者，属于戴阳证。因久病阳气虚衰，阴寒内盛，阴盛格阳，虚阳浮越所致，属病重。

（2）白色，主虚证、寒证、失血。

面色淡白无华，唇舌色淡者，多属气血不足。

面色㿠白者，多属阳虚寒证。若㿠白虚浮，则多属阳虚水泛。

面色苍白者，多属阳气暴脱之亡阳证，或阴寒凝滞、血行不畅之实寒证。

（3）黄色，多由脾虚不运，气血不足，面部失荣，或湿邪内蕴所致。

主脾虚、湿证。

面色萎黄者，多属脾胃气虚，气血不足。因水谷精微不足，机体失养所致。

面黄虚浮者，属脾虚湿蕴。因水湿内停，泛滥肌肤所致。

面目一身俱黄者，为黄疸。其中面黄鲜明如橘皮者，属阳黄，乃湿热为患；面黄晦暗如烟熏者，属阴黄，乃寒湿为患。

（4）青色，主寒证、气滞、血瘀、疼痛、惊风。总属经脉瘀滞，气血运行不畅所致。

面色淡青或青黑者，属寒盛、痛剧，可见于寒盛所致的骤起脘腹疼痛患者，如寒滞肝脉等证。

突见面色青灰，口唇青紫，肢冷脉微，多属心阳不振、心脉闭阻之象，可见于胸痹、真心痛等患者。

久病，面色与口唇青紫者，多属心气、心阳虚衰，血行瘀阻，或肺气闭塞，呼吸不利。

小儿眉间、鼻柱、唇周发青者，多属惊风，多因热闭心神，筋脉拘急，血行瘀阻所致。可见于高热抽搐患儿。

（5）黑色，主肾虚、寒证、水饮、血瘀。多因肾阳虚衰，水寒内盛，血失温养，脉络拘急，血行不畅所致。

面色暗淡或黧黑者，多属肾阳亏虚；面色黑而干焦者，多属肾阴亏虚。

眼眶周围发黑者，多属肾虚水饮内停，或寒湿带下；而面色黧黑，肌肤甲错者，多为血瘀日久所致。

（二）望面部形态变化辨病

1. 面部浮肿

面部浮肿，多见于水肿病。

眼睑颜面先肿，发病较速者为阳水。多因外感风邪，肺失宣降所致。

眼睑颜面先肿，兼见面色㿠白，发病缓慢者属阴水。多由脾肾阳虚，水湿泛溢所致。

眼睑颜面先肿，兼见面唇青紫、心悸气喘、不能平卧者，多属心肾阳衰。因血行瘀阻，水气凌心所致。

2. 腮肿

腮部以耳垂为中心肿起，边缘不清，按之有柔韧感及压痛者，为痄腮。因外感温毒之邪所致，多见于儿童。

若颧下、颌上、耳前发红肿起，伴有寒热、疼痛者，为发颐。多因阳明热毒上攻所致。

3. 面削颧耸

指面部肌肉消瘦，两颧高耸、眼窝、颊部凹陷。多因气血虚衰，脏腑精气耗竭所致。

4. 口眼㖞斜

突发一侧口眼㖞斜，无半身瘫痪，患侧面肌弛缓，额纹消失，眼不能闭合，鼻唇沟变浅，口角下垂，向健侧㖞斜者，多因风邪中络所致。

口眼㖞斜，兼半身不遂者，多为中风，为肝阳化风，风痰阻闭经络所致。

5. 观面部肤色、气色，知五脏病因

（1）心主血脉。面色荣润，脉象和缓，是心气充盛、气血调和的表现；而面色枯槁，脉律紊乱，则属心血不足，脉气不调。

（2）肺主皮毛。皮肤荣润光泽，腠理致密，是肺气充沛，营卫充盛的表现；而皮肤枯槁，腠理疏松，则属肺气亏虚，营卫不足。

（3）脾主肌肉。肌肉丰满，坚实有力，是脾胃之气旺盛、气血充足的表现；而肌肉消瘦，软弱无力，则属脾胃气虚，气血不足。

（4）肝主筋。筋粗壮而有力，关节运动灵活是肝血充盛、血能荣筋的表现；而筋细小无力，关节屈伸不利，则属肝血不足，筋失血养。

（5）肾主骨。骨骼粗壮结实，是肾气充盛、髓能养骨的表现；而骨骼细小脆弱，或有畸形，则属肾精不足，发育不良。

三、望五官

（一）望目

《灵枢·五阅五使》："鼻者肺之官也，目者肝之官也，口唇者脾之官也，舌者心之官也，耳者肾之官也。"故察五官之变化，可知脏腑之病变。

目为肝之窍，心之使，为肾精之所藏，为血之宗，五脏六腑之精气皆上注于目，故目与五脏六腑皆有联系，而与心、肝、肾的关系更为密切。

1. 目色

正常人白睛色白，黑睛褐色或棕色，角膜无色透明。

《灵枢·论疾诊尺》说："目赤色者病在心，白在肺，青在肝，黄在脾，黑在肾。"

（1）目赤肿痛者，多属实热证，如白睛发红，为肺火或外感风热；两眦赤痛，为心火上炎；睑缘赤烂，为脾有湿热；全目赤肿，为肝经风热上攻。

（2）白睛发黄，为黄疸的主要标识，多由湿热或寒热内蕴，肝胆疏泄失常，胆汁外溢所致。目眦淡白，属血虚，是血少不能上荣于目所致。

（3）目胞色黑晦暗，多属肾虚。目眶周围色黑，常见于肾虚水泛，或寒湿下注。

2. 目形、目态

（1）目胞浮肿者，多为水肿的表现。

（2）眼窝凹陷，多见于吐泻伤津或气血虚衰的病人。若久病重病，眼眶深陷，甚则视不见人，则为阴阳竭绝之候，属病危。

（3）眼球突出，兼喘咳气短者，属肺胀，多因痰浊阻肺，肺气不宣，呼吸不利所致。眼球突出兼颈前肿块，急躁易怒者，为瘿瘤，因肝郁化火，痰气壅结所致。

（4）眼睑红肿，若睑缘肿起结节如麦粒，红肿不严重者，为针眼；胞睑漫肿，红肿较重者，为眼丹，皆为风热邪毒或脾胃蕴热上攻于目所致。

（5）目睛凝视，指病人两眼固定，不能转动。多属肝风内动证，常伴有神昏、抽搐等症，属病重；或见于脏腑精气耗竭，或痰热内闭证。

（6）昏睡露睛，指病人昏昏欲睡，睡后胞睑未闭而睛珠外露，多属脾胃虚衰，或吐泻伤津，以小儿为多见。

（7）胞睑下垂，指胞睑无力张开而上睑下垂。其中双睑下垂者，多为先天不足，脾肾亏虚；单睑下垂者，多因脾气虚衰或外伤所致。

（二）望耳

肾开窍于耳，心寄窍于耳，手足少阳经脉布于耳，手足太阳经和足阳明经也分布于耳或耳周围。当身体的某些部位有病变时，在耳郭的相应部位就可能出现充血、变色、变形、丘疹、水泡、脱屑、糜烂或明显的压痛等病理改变。

1. 观耳的色泽

正常人耳郭色泽红润，是气血充足的表现；

耳郭淡白，多属气血亏虚；

耳轮红肿，多为肝胆湿热或热毒上攻所致；

耳轮青黑，多见于阴寒内盛或有剧痛的患者；

小儿耳背有红络，耳根发凉，多为出麻疹的先兆。

2. 察耳的形态

正常人耳郭厚大，是肾气充足的表现；

耳郭瘦小而薄，是先天亏损，肾气不足之象；

耳郭肿大，是邪气充盛之象；

耳轮皮肤出现甲错，可见血瘀日久者；

耳内流脓水，多由肝胆湿热蕴结日久所致；

耳道局部红肿疼痛，突起如椒目状为耳疖，多因邪热搏结耳窍所致。

（三）望鼻

鼻为肺之窍，又称"明堂"，为脾之所应。鼻的周围有各脏腑的相应部位，五脏居于中央，六腑夹于两侧。察鼻，不仅可以诊察肺和脾胃的病变，还可以判断脏腑的虚实、胃气的盛衰、病情的轻重和预后。

1. 察鼻之色泽

正常人鼻色红黄隐隐，含蓄明润，是胃气充足的表现；

鼻端色白，多属气血亏虚，或见于失血患者；

鼻端色赤，多属肺脾蕴热；

鼻端色青，多见于阴寒腹痛患者；

鼻端色微黑，常是肾虚寒水内停之象；

鼻端晦暗枯槁，为胃气已衰，属病重。

2. 察鼻之形态

鼻头红肿生疮，多属胃热或血热；

鼻端生红色粉刺，称为酒渣鼻，多因肺胃蕴热，血瘀所致；

鼻翼扇动，多属肺热，或见于哮病，是肺气不宣的表现；

若重病中病人出现鼻孔扇张，喘而额汗如油，是肺气衰竭之危候。

3. 鼻内病变

鼻孔干燥，黑如烟煤，多属高热日久或阳毒热深；

鼻塞流清涕者，多属外感风寒；

鼻塞流浊涕者，多属外感风热；

鼻流腥臭脓涕，多为鼻渊，为外邪侵袭或肝胆湿热上攻于鼻所致；

鼻腔出血，多因肺胃蕴热灼伤鼻络，或为外伤所致。

（四）望口与唇

口为饮食通道，脏腑要冲，脾开窍于口，其华在唇。

1. "口形六态"所示病证

口张而不闭，属虚证。口状若鱼口，气出不入，则为肺气将绝，病危。

口闭难开，牙关紧锁，属实证。多因筋脉拘急所致，可见中风、惊风、痫病、破伤风、马钱子中毒等。

口歪，属风邪中络，或见于中风，为风痰阻络。

口唇振摇，多为阳衰或邪盛所致，可见于外感寒邪、温病。

口频繁开合，不能自禁，是胃气虚弱之象。

口角挚动不止，则为热极生风或脾虚生风之象。

2. 望唇辨病

正常人唇色红润，是胃气充足，气血调匀的表现。

唇色淡白，多属血虚或失血，是血少不能上充于唇络。

唇色深红，多属热盛，是因热而唇部络脉扩张，血液充盈所致。嘴唇红肿而干者，多属热极。

嘴唇青紫，多属血瘀证，可见于心气、心阳虚衰和呼吸困难的病人。

嘴唇青黑，多属寒盛、痛极，是因寒盛血脉凝涩，血络郁阻所致。

唇干而裂，为津液损伤，多属燥热伤津或阴虚液亏。

嘴唇糜烂，多为脾胃积热上蒸，热邪灼伤唇部所致。

唇内溃烂，其色淡红，为虚火上炎；唇边生疮，红肿疼痛，为心脾积热。

唇角生疔，麻木痒痛，为锁口疔；人中沟变浅变平，麻木痒痛，则为人中疔。

（五）望咽喉辨病

1. 咽部深红，肿痛明显者，属实热证。多由肺胃热毒壅盛所致。

2. 咽部嫩红肿痛不显者，属阴虚证。多由肾阴亏虚，虚火上炎所致。

3. 咽部淡红漫肿，多由痰湿凝聚所致。

4. 咽喉红肿高突，疼痛剧烈，吞咽困难，身发寒热者，为喉痈。多因脏腑蕴热，复感外邪，热毒客于咽喉所致。

5. 咽喉假膜，指咽部溃烂处表面所覆盖的一层黄白或灰白色膜。容易拭去者，病情较轻，是肺胃热浊之邪上壅于咽所致；若是假膜不易拭去，重剥出血，很快复生者，为白喉，多见于儿童，属烈性传染病。

四、望躯体知病变

（一）望颈项异常病变

脖子前部为颈，后部为项。颈项是经气运行之路，手足阳明经与任脉行于颈，太阳经与督脉行于项，少阳经行于两侧。正常人的颈项直立，两侧对称，气管居中。颈侧动脉搏动在安静时不易见到。颈项经脉阻滞，可引起全身的病变；而脏腑气血失调，亦往往在颈项部反映出来。

1. 瘿瘤

指颈部结喉处有肿块突起，可随吞咽而上下移动。多因肝郁气结痰凝所致，或因痰气搏结所致。

2. 瘰疬

指颈侧颌下有肿块如豆，累累如串珠。多因肺肾阴虚，虚火内灼，炼液为痰，结于颈部；或因外感风火时毒，夹痰结于颈部所致。

3. 颈瘘

指颈部痈肿、瘰疬溃破后久不收口，形成瘘管，多因痰火久结，气血凝滞，疮孔不收而成。

4. 颈项动态变化

正常人的颈项转侧俯仰自如，其活动范围约是后仰前弯各达30

度，左右侧屈各 45 度。其异常改变有：

项强，指项部拘紧或强硬，如项部拘紧牵引不舒，兼有恶寒、发热者，是风寒侵袭太阳经脉，经气不利所致。

项强不能前俯，兼壮热、神昏、抽搐者，多属温病火邪上攻，或脑髓有病。

项强不适，兼头晕者，多属阴虚阳亢，或经气不利所致。

久病重病者呈现颈项软弱，头垂不抬，眼窝深陷，多为脏腑精气衰竭之象。

小儿项软，多因先天不足，肾精亏损，或后天失养，发育不良，可见于佝偻病患儿。

5. 颈脉异常

在安静状态下，颈侧人迎脉搏动明显，可见于肝阳上亢或血虚重证病人。

颈脉怒张，多见于心血瘀阻，肺气壅滞及心肾阳衰、水气凌心的病人。

（二）从胸胁异常察病变

横膈以上，锁骨以下的躯干正面谓之胸；胸部两侧，由腋下至十一、十二肋骨端的区域谓之胁。胸廓前有乳房，属胃经，乳头则属肝经。

望胸胁异常可以诊察心、肺的病变和宗气的盛衰，以及肝胆、乳房等疾患。

1. 扁平胸

胸廓前后径小于左右径的一半。颈部细长，锁骨突出，两肩向前，锁骨上、下窝凹陷。多见于形瘦之人，或肺肾阴虚、气阴两虚的病人。

2. 桶状胸

指胸廓呈圆桶状。多为久病咳喘，肺肾气虚，以致肺气不宣而壅滞，日久促使胸廓变形。多见于久病咳喘之患者。

3. 胁如串珠

指肋骨与肋软骨连接处变厚大，状如串珠。可见于肾气不足，或后天失养，发育不良的佝偻病患儿。

（三）从腹部异常察病变

腹部指躯干正面剑突以下至耻骨以上的部位，属中下焦，内藏肝、胆、脾、胃、大肠、小肠、膀胱、胞宫等腑。正常人腹部对称、平坦，直立时腹部可稍隆起，约与胸平齐。望腹可诊察脏腑的病变和气血的盛衰。

1. 腹部膨隆

指仰卧时前腹壁明显高于胸耻连线。如仅腹部膨胀，四肢消瘦者，多属鼓胀，为肝气郁滞，湿阻血瘀所致；若腹部胀大，周身俱肿者，多属水肿病，为肺脾肾三脏功能失调，水湿泛滥肌肤所致。

2. 腹部凹陷

若腹部凹陷，形体消瘦，多属脾胃虚弱，气血不足，可见于久病脾胃气虚，机体失养，或新病吐泻太过、津液大伤的病人。

3.腹露，青筋

多因肝郁气滞，脾虚湿滞日久，导致血行不畅，脉络瘀阻所致，可见于鼓胀重证。

4.腹壁有半球状物突起

多发于脐孔、腹正中线、腹股沟等处。每于直立或用力后发生者，多属疝气。

（四）从腰背部异常察病变

正常人腰背部两侧对称，直立时脊柱居中，颈、腰段稍向前弯，胸、骶段稍向后弯曲，但无左右侧弯。

1.脊柱后突

指脊骨过度后弯，致使前胸塌陷，背部凸起，又名"龟背"。多由肾气亏虚、发育异常，或脊椎疾患所致。

2.脊柱弯曲

指脊柱偏离中线向左或向右歪曲，多由小儿发育期坐姿不良所致。亦可见于先天肾精不足，发育不良的患儿或一侧胸部有病的患者。

3.脊疳

指病人极度消瘦，以致脊骨突出如锯，为脏腑精气极度亏损之象。

4.发背

痈、疽、疮、疖等生于脊背部位，统称为发背，多因火毒凝滞于肌腠而成。

5. 缠腰火丹（带状疱疹）

腰部皮肤鲜红成片，有水疱簇生如带状，灼热肿胀者，称缠腰火丹；由外感火毒与血热搏结，或湿热浸淫，蕴阻肌肤，不得外泄所致。

6. 角弓反张

指患者脊背后弯，反折如弓，常兼颈项强直，四肢抽搐，为肝风内动、筋脉拘急之象，可见于热极生风之惊风、破伤风、马钱子中毒等病人。

（五）从四肢异常察病变

因心主四肢血脉，肺主四肢皮毛，脾主四肢肌肉，肝主四肢之筋，肾主四肢之骨，故五脏均与四肢有关，而脾与四肢的关系尤为密切。

1. 肢体痿废

指四肢肌肉萎缩，筋脉弛缓，痿废不用，多见于痿病。常因津液亏虚或湿热浸淫，筋脉失养所致。如一侧上下肢痿废不用者，称为半身不遂，见于中风病人，多因风痰阻闭经络所致。若双下肢痿废不用者，多由腰脊外伤、瘀血阻络所致。

2. 肢体肿胀

指四肢或一侧肢体肿胀，若四肢肿胀，兼红肿疼痛者，多为瘀血或热壅血瘀所致。若脚背肿胀，兼全身浮肿，多见于水肿病。

3. 膝部肿大

指膝部红肿疼痛，屈伸不利，常见于热痹，为风湿郁久化热所致。若膝关节肿大，而股胫肌肉消瘦，形如鹤膝，称为"鹤膝风"，多因寒湿久留、气血亏虚所致。

4. 青筋暴露

指小腿青筋怒张，形如蚯蚓。多因寒湿内侵、络脉血瘀所致。

5. 四肢抽搐

指四肢筋肉挛急与弛张间作，舒缩交替，动作有力。见于惊风，多因肝风内动，筋脉拘急所致。

6. 手足拘急

指手足筋肉挛急不舒，屈伸不利。如在手可表现为腕部屈曲、手指强直，拇指内收贴近掌心与小指相对；在足可表现为踝关节后弯，足趾挺直而倾向足心。多因寒邪凝滞或气血亏虚，筋脉失养所致。

7. 手足颤动

指双手或下肢颤抖或振摇不定，不能自主。多由血虚筋脉失养或饮酒过度所致，亦可为动风之兆。

8. 手足蠕动

指手足时时掣动，迟缓无力，似虫之蠕行。多为脾胃气虚，筋脉失养，或阴虚动风所致。

（六）望排出物辨病变

排出物包括痰、涎、大便、小便，凡是色白、质稀者，多属虚证、寒证；凡是色黄、质稠者，多属实证、热证。

1. 痰

痰是由肺和气道排出的病理性黏液，观察痰的色、质、量，可以判断脏腑的病变和病邪的性质。

（1）痰白清稀者，多属寒痰。因寒邪阻肺，津凝不化而成痰，或脾阳不足，湿聚为痰。

（2）痰黄稠而有块者，多属热痰。因邪热犯肺，煎津成痰。

（3）痰少而黏，难于咯出者，多属燥痰。因燥邪犯肺，耗伤肺津，或肺阴虚津亏，清肃失职所致。

（4）痰白滑量多，易于咯出者，多属湿痰。因脾失健运，水湿内停，湿聚为痰。

（5）痰中带血，色鲜红者，称为咯血，常见于肺结核、肺络张、肺癌等病人。多因肺阴亏虚、肝火犯肺或痰热壅肺，肺络受损所致。

（6）咯吐浓血痰，气腥臭者，为肺痈，是热毒蕴肺，化腐成脓所致。

2. 涎、唾

（1）涎是从口腔流出的清稀黏液。涎为脾之液，由口腔分泌，具有濡润口腔、协助进食和促进消化的作用。

口流清涎量多者，多属脾胃虚寒。为脾胃阳虚，气不化津所致。

口中时吐黏涎者，多属脾胃湿热。为湿热困阻中焦，脾失运化，湿浊上泛所致。

睡中流涎者，多为胃中有热或宿食内停，痰热内蕴。

（2）唾是从口中吐出的稠滞泡沫状黏液。唾为肾之液，然亦关乎胃。

时吐唾沫，是因胃中虚冷，肾阳不足，水液失去温运，气化失司，水邪上泛所致；或胃有宿食，或湿邪留滞，唾液随着胃气上逆而溢于口，故见多唾。

3. 大便

（1）大便呈清稀水样者，多属外感寒湿，或饮食生冷，是脾失健运，清浊不分所致。

（2）大便黄褐如糜而臭者，多属湿热或暑湿伤及胃肠，是大便传导失常所致。

（3）大便夹有黏冻脓血，多见于痢疾和肠癌等，是湿热邪毒蕴结大肠，肠络受损所致。

（4）大便燥结，干如羊屎，排出困难，多因热盛伤津或阴血亏虚，肠失濡润传化不行所致。

4. 小便

正常的小便色淡黄，清净而不浑浊。冬天汗少尿多，其色较清；夏天汗多尿少，其色较黄。

（1）小便清长，多属虚寒证。因阳虚不能蒸化津气，水津下趋膀胱，故小便清长量多。

（2）尿中带血，可见于石淋、热淋、肾癌、膀胱癌、血液病等。多因结石损伤血络，或湿热蕴结膀胱，或阴虚火旺、疫毒或药毒伤肾，或脾肾不固所致。

（3）小便浑浊如米泔水，或滑腻如脂膏，称为尿浊。多因脾肾亏虚、清浊不分，或湿热下注，气化不利，不能制约脂液下流所致。

（4）尿中有砂石，见于石淋病。因湿热蕴结下焦，煎熬尿浊杂质，久而结为砂石。

五、望舌诊病

（一）舌诊概说

舌诊简便易行，舌象的变化能比较客观地反映病情，可作为诊断疾病、了解病情的发展变化和辨证的重要依据。

舌为肌性器官，由黏膜和舌肌组成。舌的上面叫舌背，又称舌面，下面叫舌底。舌的主要功能是辨别滋味、调节声音、拌和食物、协助吞咽。

中医诊舌的部位主要是舌体。前端称为舌尖，候心；舌体的中部称为舌中，候脾；舌体的后部称为舌根，候肾；舌体两侧称为舌边，左侧候肝，右侧候胆；舌底正中线上有一条连于口腔底的舌系带，是辨别瘀血的重要部位。

舌面上覆盖一层半透明的黏膜，称为舌苔。舌面黏膜粗糙，形成乳头状隆起，称为舌乳头。舌乳头分为丝状乳头、菌状乳头、叶状乳头、轮廓乳头。

舌与脏腑、经络、气血、津液有着密切的联系，具体表现在：

1. 舌为心之苗

《灵枢·脉度》说："心气通于舌，心和则舌能知五味矣。"心血上荣于舌，故人体气血运行情况，可反映在舌质的颜色上。心主神明，故舌与心神的关系极为密切，可以反映心、神的病变。

2. 舌为脾之外候

足太阴脾经连舌本、散舌下，舌居口中司味觉。脾开窍于口，脾和者口能知五谷之味。中医学认为，舌苔是由胃气熏蒸谷气上承于舌面而成，与脾胃运化功能相应。

3. 舌与脏腑紧密联系

肝藏血、主筋，足厥阴肝经络舌本；肾藏精，足少阴肾经循喉咙，夹舌本；足太阳膀胱经经筋结于舌本；肺系上达咽喉，与舌根相连。舌苔更是直接反映脾胃的受纳运化功能是否正常的外象。

4. 脏腑的病变反映于舌面的分布规律

（1）舌尖多反映上焦心肺的病变，如舌尖红赤或破溃，多为心火上炎。

（2）舌中多反映中焦脾胃的病变。若舌中见厚腻苔，多为脾失健运所致的湿浊、痰饮、食积；而舌中出现舌苔剥脱，多为胃阴不足。

（3）舌根多反映下焦肾的病变，如舌苔剥脱出现在舌根，多为肾阴虚。

（4）舌两侧多反映肝胆的病变。舌体两侧出现青紫色斑点，多为肝经气滞血瘀。

（二）望舌质察病变

舌质，即舌的本体，故又称舌体，是舌的肌肉和脉络组织。

望舌质包括望舌的颜色、形质和动态。舌色又分为淡红、淡白、红、绛、青紫等。

1. 淡红色

舌色淡红、润泽为气血调和的征象，常见于正常人。淡红色反映心血充足，胃气旺盛的生理状态。红为血之色，明润光泽为胃气之华。"全舌淡红，不浅不深者，平人也。"病中如见淡红色舌，多属病轻。

2. 淡白色

比正常舌色浅淡，舌色白。由于气血亏虚，血不荣舌，或阳气虚衰，运血无力，不能载血上充于舌质，致舌色浅淡。淡白色，主气血两虚、阳虚。

枯白舌，几无血色者，是脱血、夺气的舌象。

3. 红色

比正常舌色红，甚至呈鲜红色，为有热。因为血得热就会循行加速，舌体脉络充盈，或因阴液亏乏，虚火上炎，故舌色鲜红。红舌可见于整个舌体，亦可仅见于舌尖、舌两边。

舌尖红，多为心火上炎；舌两边红，多为肝经有热。

舌鲜红兼黄厚苔，多属实热证；舌体小舌色鲜红少苔者，或有裂纹，或红光无苔，为虚热证。

4. 绛色

较红舌颜色更深，或略带暗红色。绛舌多由红舌发展而成，其原因是热入营血，气血沸涌，血液浓缩而瘀滞，虚火上炎，舌体脉络充盈，故舌呈绛色；主热盛证。

舌绛有苔，多属温热病热入营血，或脏腑内热炽盛。绛色愈深，热邪愈甚。

舌绛，少苔或无苔，或有裂纹，多属久病阴虚火旺，或热病后期阴液耗损。

5. 青紫色

全舌淡紫而无红色，称为青舌；深绛而色暗，称为紫舌。

全舌青紫者，其病多是全身性血行瘀滞；舌有紫色斑点者，可能是瘀血阻滞于某局部，或局部血络损伤所致。

舌色淡红中泛现青紫者，多因肺气壅滞，或肝郁血瘀，或气虚无力推动血液运行，使血流缓慢所致；亦可见于先天性心脏病，或某些药物、食物中毒。

若舌淡紫而湿润，可因阴寒内盛，阳气被遏，血行凝滞，或阳气虚衰，气血运行不畅，血脉瘀滞所致。

舌紫红、绛紫而干枯少津，为热毒炽盛，内入营血，营阴受灼，津液耗损，气血壅滞所致。

6. 胖、瘦舌

舌体比正常舌大而厚，伸舌满口，称为胖大舌；舌体瘦小而薄，称为薄瘦舌。

舌淡胖大者，多为脾肾阳虚，津液输布障碍，水湿之邪停滞于体内的表象。胖大舌多主水湿内停、痰湿热毒上泛。

舌红胖大者，多属脾胃湿热或痰热相搏，湿热痰饮上泛所致。

舌肿胀色红绛，多因心脾热盛，热毒上壅，或素嗜饮酒，又病温热，邪热夹酒毒上壅。

瘦薄舌总由气血阴液不足，不能充盈舌体，舌失濡养所致。舌体瘦薄而色淡者，多是气血两虚；舌体瘦薄而色红绛者，多见于阴虚火旺，津液耗伤。

7. 点、刺舌

点，指突出于舌面的红色或紫红色星点，大者为星，称为星舌；小者为点，称红点舌。刺，指舌乳头突起如刺，摸之棘手的红色或黄黑色点刺，称为芒刺舌。

点刺舌，提示脏腑热极，或血分热盛。舌生出点刺，是邪热内蕴，营热郁结，充斥舌络所致。一般点刺愈多，邪热愈甚。

舌红而生芒刺，多为气分热盛；点刺色鲜红，多为血热内盛，或阴虚火旺；点刺色绛紫，为热入营血而气血壅滞。

点刺出现的部位，一般可区分热在何脏。比如舌尖生点刺，多为心火亢盛；舌边有点刺，多属肝胆火盛；舌中生点刺，多为胃肠热盛。

8. 齿痕舌

（1）舌体边缘有牙齿压迫的痕迹，主脾虚、湿盛证。

（2）舌淡胖大而润，舌边有齿痕者，多属寒湿壅盛，或阳虚水湿内停。

（3）舌质淡红而舌边有齿痕者，多为脾虚或气虚。

（4）舌红而肿胀满口，舌有齿痕者，为内有湿热痰浊壅滞。

（三）望舌态察病变

舌态，指舌体的动态。舌体伸缩自如，运动灵活，为正常舌态，提示脏腑机能旺盛，气血充足，筋脉调匀。

1. 痿软舌

舌体软弱无力，不能随意伸缩回旋。多因气血亏虚，阴液亏损，舌肌筋失养而废弛，致使舌体痿软。

舌痿软而淡白无华者，多属气血俱虚，多因慢性久病，气血虚衰，舌体失养所致。

舌痿软而红绛或无苔者，多见于外感病后期，热极伤阴，或内伤杂病，阴虚火旺。

舌红干而渐痿者，乃肝肾阴亏，舌肌筋脉失养所致。

2. 强硬舌

舌体失柔和，屈伸不利，或不能转动，板硬强直。主热入心包、高热伤津或风痰阻络。《辨舌指南》说："凡红舌强硬，为脏腑实热已极。"

舌强硬，而颜色红绛、少津者，多因邪热炽盛所致。

舌体强硬、胖大兼厚腻苔者，多因风痰阻络所致。

舌强语言謇涩，伴肢体麻木、眩晕者，多为中风先兆。

3. 歪斜舌

伸舌时舌体偏向一侧，或左或右，多见于中风或中风先兆。

《辨舌指南》说："若色紫红势急者，由肝风发痉，宜息风镇痉。色淡红势缓者，由中风偏枯。若舌偏歪，语塞，口眼㖞斜，半身不遂者，偏风也。"

4. 颤动舌

舌体震颤抖动，不能自主。轻者仅伸舌时颤动，重者不伸舌时亦抖颤难宁，为肝风内动的征象。

凡气血亏虚，导致筋脉失于濡养而无力平稳伸展舌体；或因热极阴亏而动风、肝阳化风等，皆可出现舌颤动。

久病舌淡白而颤动者，多属血虚动风。

新病舌绛而颤动者，多属热极生风。

舌红少津而颤动者，多属阴虚动风、肝阳化风。

（四）望舌苔察病变

舌苔指舌面上的一层苔状物，由脾胃阳气蒸化胃中水谷之气上聚于舌面而产生。舌苔薄白而均匀，或中部稍厚，干湿适中，为正常舌苔，提示胃有生发之气。

厚苔是由胃气兼夹湿浊、痰浊、食浊、热邪等，熏蒸积滞于舌面所致，主邪盛入里。望舌苔，主要是观察苔色和苔质的变化。

1. 润苔和燥苔

《辨舌指南》说："滋润者其常，燥涩者其变；润泽者为津液未伤，燥涩者为津液已耗。"

（1）润苔，是指舌苔润泽有津，干湿适中。润苔可见于常人，病中见润苔，提示津液未伤。

（2）滑苔，是指舌面水分过多，伸舌欲滴，扪之湿滑，为水湿之邪内聚的表现，主痰饮、水湿。

（3）燥苔，是指舌苔干燥，扪之无津，甚则舌苔干裂。提示体内津液已伤，如高热、大汗、吐泻后，或过服温燥药物等，导致人体津液不足，舌苔失于滋润而干燥。

（4）糙苔，是由燥苔进一步发展而成。

舌苔，从润变燥，表示热重津伤，或津失输布，表示病情发展；舌苔由燥转润，主热退津复，或饮邪始化，表示病情好转。

2.腻、腐苔

苔质致密，颗粒细小，融合成片，如涂有油腻之状，中间厚周边薄，紧贴舌面，揩之不去，刮之不脱落者为腻苔。多因湿浊内蕴，阳气被遏，湿浊痰饮停聚舌面所致。

腐苔，多因阳热有余，蒸腾胃中秽浊之邪上泛，聚积舌面，主食积胃肠，或痰浊内蕴所致；而脓腐苔，多见于内痈或邪毒内结，是邪盛病重的表现。病中腐苔渐退，续生薄白新苔，为正气胜邪之象，是病邪消散。

3.剥苔

舌苔全部或部分脱落，脱落处光滑无苔，称为剥苔。一般主胃气不足，胃阴枯竭或气血两虚，亦是全身虚弱的一种征象。总因胃气匮乏，不得上熏于舌，或胃阴损伤不能上潮于舌所致。

舌红苔剥，多为阴虚；舌淡苔剥或类剥苔，多为血虚或气血两虚。

镜面舌色红绛者，为胃阴枯竭，胃乏生气之兆，属阴虚重症。

舌面光洁如镜，毫无血色者，主营血大虚，阳气虚衰，病重难治。

舌苔局部剥落，未剥脱处仍有腻苔者，多为正气亏虚，痰浊未化。

剥苔的范围大小，多与气阴或气血不足程度有关。

剥落部位，多与舌面脏腑分属相应。

4. 偏、全苔

舌苔遍布舌面，称为全苔；舌苔仅布于前、后、左、右某一部位，称为偏苔。病中见全苔，主邪气散漫，多为湿痰阻滞之征。舌苔偏于某处，常示该处所候脏腑有邪气停聚。

（1）舌苔偏于舌尖部，是邪气入里未深，而胃气却已先伤。

（2）舌苔偏于舌根部，是邪气虽退，但胃滞依然。

（3）舌苔仅见于舌中，常是痰饮、食浊停滞中焦。

（4）舌苔偏于左或右，常提示肝胆湿热之类疾患。

5. 真、假苔

刮之难去，不露舌质，舌苔好像从舌面上长出来的一样，称为有根苔，为真苔；刮后无垢而舌面光洁的，为无根苔，是假苔。临床上对辨别疾病的轻重、预后有重要意义。

久病见真苔，说明胃气尚存。

久病见假苔，是胃气匮乏，不能上潮，病情危重。

舌面上浮厚苔，望似无根，刮后见薄薄新苔者，是疾病向愈的善候。

（五）望苔色识病变

《伤寒指掌》说："白苔主表，黄苔主里；太阳主表，阳明主里。

故黄苔专主阳明里证而言。辨证之法，但看舌苔带一分白，病亦带一分表，必纯黄无白，邪方离表入里。"

1. 白苔

是舌苔之本色，最常见，其他苔色均由此转变而来，特征是舌面上附着的苔垢呈现白色。透过舌苔可看到舌体者，是薄白苔；苔白而厚，舌体被遮盖而无法透见者，是厚白苔。

（1）苔薄白而润，可为正常舌象，或为表证初起，或为里证病轻，或是阳虚内寒。

（2）苔薄白而滑，多为外感寒湿，或脾肾阳虚，水湿内停。

（3）苔薄白而干，多由外感风热所致。

（4）苔白厚腻，多为湿浊内停，或为痰饮、食积。

（5）苔白而燥裂，粗糙如砂石，提示燥热伤津，阴液亏损。

2. 黄苔

主热证、里证，是因邪热熏灼于舌，使舌苔呈黄色。根据苔黄的程度，有淡黄、深黄、焦黄之分。苔色越黄，热邪愈甚。淡黄色为热轻，深黄色为热甚，焦黄色为热极。

舌尖苔黄，为热在上焦；舌中苔黄，为热在胃肠；舌根苔黄，为热在下焦；舌边苔黄，为肝胆有热。

黄苔而质腻者，称黄腻苔，主湿热或痰热内蕴，或为食积化腐。

3. 灰黑苔

灰黑苔，湿润多津，主阴寒内盛；干燥无津液，主里热炽盛。苔色浅黑，称为灰苔；苔色呈黑色，称为黑苔。一般在人字界沟附近苔黑较深，越近舌尖，灰黑色渐浅。灰黑苔多在发病一段时间后出现。

灰黑苔可见热性病中，亦见于寒湿病中，但无论寒热，均属重证。黑色越深，病情越重。

在寒湿病中出现灰黑苔，多由白苔转化而成，其舌苔灰黑，必湿润多津。

在热性病中出现，多由黄苔发展而成，其舌苔灰黑，必干燥无津液。

舌边、舌尖部呈白腻苔，而舌中、舌根出现灰黑苔，舌面湿润，多为阳虚寒湿内盛，或痰饮内停。

舌边、舌尖见黄腻苔，而舌中为灰黑苔，多为湿热内蕴，日久不化所致。

第三节　闻（听）诊

闻诊是通过听声音和嗅气味来诊察疾病的方法，也是诊察疾病的重要方法之一。人体的各种声音和气味，都是在脏腑生理活动和病理变化过程中产生的，所以，辨别声音和气味的变化，可以判断脏腑的生理和病理变化，为诊病、辨证提供依据。

一、听声音

听声音是指听辨患者的言语，气息的高低、强弱、清浊、缓急变化，以及咳嗽、呕吐、肠鸣等声响，以判断病变寒热虚实等性质的诊病方法。

（一）声音异常

人在正常生理状态下发出的声音称为常声，具有发声自然，声调和畅，柔和圆滑，语言流畅，应答自如，言与意符等特点。

病变声音是疾病的病理变化在语声、语言以及人体其他声响方面的表现。

1. 声量高低

语声高亢洪亮有力，声音连续者，多属阳证、实证、热证。

语声低微细弱，懒言而沉静，声音断续者，多属阴证、虚证、寒证。

语声重浊者，多属外感风寒，或湿浊阻滞，以致肺气不宣，鼻窍不利。

2. 音哑、失音

发生嘶哑为音哑，语而无声为失音。

新病音哑或失音者，多属实证，多为外感风寒或风热袭肺，或痰湿壅肺，肺失清肃，邪闭清窍所致。

久病音哑或失音者，多属虚证，多因阴虚火旺，肺肾精气内伤所致。

若久病重病，突现语声嘶哑，多为脏气将绝之危象。

妇女妊娠后期出现音哑或失音者，称为妊娠失音，又称"子喑"，多因胞胎阻络，肾精不能上荣于舌咽所致，分娩后即愈，一般不需治疗。

3. 呻吟与喷嚏

新病呻吟，声音高亢有力，多为实证；久病呻吟，声音低无力，多为虚证。

新病喷嚏，兼有恶寒发热、鼻流清涕等症状，多因外感风寒，刺激鼻道之故，属表寒证。

久病阳虚之人，突然出现喷嚏，多为阳气恢复，是病有好转的趋势。

4.呵欠与太息

呵欠，对于正常人而言是引阳入阴，因困倦所致，不属病态；而病人不拘时间，哈欠频频不止者，称为数欠，多为体虚阴盛阳衰之故。

太息指情志抑郁、胸闷不畅时而发出的长吁短叹声，是情志不遂，肝气郁结之象。

（二）语言异常

语言是神志活动的表现之一，语言异常，则反映心神的病变。

1.谵语与郑声

谵语，指神志不清，语无伦次，声高有力的症状，多由邪热内扰神明所致，属实证，故《伤寒论》有"实则谵语"。见于外感热病，温病邪入心包或阳明腑实证、痰热扰乱心神等。

郑声，是指神志不清，语言重复，时断时续，语声低微模糊的症状。多因久病脏气衰竭，心神散乱所致，属虚证，故《伤寒论》有"虚则郑声"。见于多种疾病的晚期、危重阶段。

2.夺气与独语

夺气，指语言低微，气喘不续，欲言不能复言的症状，是中气大虚之象。

独语，指自言自语，见人语止，首尾不续的症状。多因心气虚弱，神气不足，或气郁痰阻，蒙蔽心神所致，属阴证。常见于癫病、郁病。

3. 错语、狂言、言謇

错语，指病人神志清楚，而语言时有错乱，语后自知言错的症状。证有虚实之分，虚证多由于心气虚弱，神气不足所致，多见于久病体虚或脏气衰微之老年人。而实证多因痰浊、瘀血、气郁等阻遏心神所致。

狂言，指精神错乱，语无伦次，狂叫骂詈的症状。多因情志不遂，气郁化火，痰火扰心所致。

言謇，指神志清楚、思维正常，但语言不流利，吐词不清渐的症状。多因风痰阻络所致，为中风之先兆或后遗症。

（三）呼吸异常

呼吸气粗，疾出疾入者，多属实证；呼吸气微，徐出徐入者，多属虚证。

1. 喘、哮

（1）喘，是指呼吸困难、急迫、张口抬肩，甚至鼻翼扇动，难以平卧。常因肺、心病变及白喉、急喉风等导致，并与脾、肾有关。

发病急骤，呼吸深长，息粗声高，唯以呼出为快者，为实喘。多为风寒袭肺或痰热壅肺、痰饮停肺，肺失清肃，或水气凌心所致。

病势缓慢，呼吸短浅，急促难续，息微声低，唯以深吸为快，动则喘甚者，为虚喘。多为肺肾亏虚，气失摄纳，或心阳气虚所致。

（2）哮，是指呼吸急促似喘，喉间有哮鸣音的症状。多因痰饮内伏，复感外邪而诱发，或因久居寒湿之地，或过食酸咸生冷而诱发。

2. 短气和少气

短气，是指呼吸气急而短促，气短不足以息，数而不相接续的症状。虚证短气，兼有形瘦神疲，声低息微等，多因体质虚弱或元气亏损所致。实证短气，常兼有呼吸声粗，或胸部窒闷，或胸腹胀满等。多因痰饮、胃肠积滞，或气滞或瘀阻所致。

少气又称气微，指呼吸微弱而声低，气少不足以息，言语无力的症状。主诸虚劳损，多因久病体虚或肺肾气虚所致。

（四）咳嗽

古人曰：有声无痰谓之"咳"，有痰无声谓之"嗽"，有痰有声谓之"咳嗽"。

咳嗽，是指肺气向上冲击喉间而发出的一种"咳—咳"的声音。

咳嗽病位在肺，其他脏腑的病变累及于肺亦可出现咳嗽，故《素问·咳论》曰："五脏六腑皆令人咳，非独肺也。"从咳声和痰色、量、质的变化，可以鉴别病证的寒热虚实等性质。

1. 咳声重浊沉闷，多属实证，多因寒痰湿浊停聚于肺，肺失肃降所致。

2. 咳声轻清低微，多属虚证，多因久病肺气耗伤，失于宣降所致。

3. 干咳无痰或痰少而黏，多属燥邪犯肺或阴虚肺燥所致。

4. 咳声如犬吠，伴有声音嘶哑，吸气困难，是肺肾阴虚，火毒攻喉所致，多见于白喉。

5. 咳声不扬，痰稠色黄，不易咯出，多属热证。

6. 咳嗽痰多，易于咯出，多属痰湿阻肺所致。

7. 咳声短促，呈阵发性、痉挛性，连续不断，咳止时有如鸡鸣样回声，称为"百日咳"，多因风邪与痰热搏结所致，常见于小儿。

（五）胃肠异常

1. 呕吐

指饮食物、痰涎等胃内容物上涌，由口中吐出的症状，是胃失和降，胃气上逆的表现。

吐势徐缓，声音微弱，呕吐物清稀者，多属虚寒证。常因脾胃阳虚，脾失健运，胃失和降，胃气上逆所致。

吐势较猛，声音壮厉，呕吐出黏稠黄水，或酸或苦者，多属实热证。常因热伤胃津，胃气上逆所致。

呕吐呈喷射状，多为热扰神明，或因头颅外伤，颅内有瘀血、肿瘤等使颅内压力增高所致。

呕吐酸腐的食糜，多因暴饮暴食，或过食肥甘厚味，食滞胃脘，胃失和降，胃气上逆所致。

2. 呃逆

是指从咽喉发出的一种不由自主的冲击声，声短而频，呃呃作响的症状，俗称"打呃"，唐代以前称"哕"，是胃气上逆的表现。

"新病闻呃，非火即寒；久病闻呃，胃气欲绝也。"（《形色外诊简摩》）

呃声频作，高亢而短，其声有力者，多属实证；新病呃逆，其声有力者，多属寒邪或热邪客于胃。

呃声低沉，声弱无力者，多属虚证；久病、重病呃逆不止，声低气怯无力者，属胃气衰败之危候。

突发呃逆，呃声不高不低，无其他病史及兼症者，多属饮食刺激，或偶感风寒，多为一时胃气上逆动膈所致，一般为时短，不治自愈。

3. 嗳气

指胃中气体上出咽喉所发出的一种声长而缓的症状。

嗳气酸腐，兼脘腹胀满者，多是因为宿食不化，属于实证。

嗳气频作而响亮，嗳气后脘腹胀减，嗳气发作因情志变化而增减者，多为肝气犯胃，属于实证。

嗳气频作，兼脘腹冷痛，得温而减者，多为寒邪犯胃，或为胃阳亏虚。

嗳气低沉断续，无酸腐气味，兼见纳呆少食，为胃虚气逆，属虚证。

4. 肠鸣

又称"腹鸣"，是因胃肠运动而产生的一种声响。正常情况下肠鸣声低弱而和缓，一般难以直接闻及，借助听诊器，可在脐部听得较为清楚。

脘腹部鸣响如囊裹浆，辘辘有声者，称为振水声。若饮水后出现，多属正常；若非饮水而常见此声者，多为水饮留聚于胃。

肠鸣高亢而频，脘腹痞满，大便泄泻者，多为感受风寒湿邪以致胃肠气机紊乱所致。

肠鸣阵作，伴有腹痛欲泻，泻后痛减，胸胁满闷不舒者，为肝脾不调。

肠鸣稀少，多因肠道传导功能障碍所致。肠鸣音完全消失，腹满胀痛拒按，属肠道气滞不通之重证，可见于肠痹或肠结等病。

二、嗅气味

一般气味酸腐臭秽者，多属实热；气味偏淡或微有腥臭者，多属虚寒。

1. 口气异味

口臭，多与口腔不洁、便秘及消化不良有关。

口气酸臭，伴有食欲不振，脘腹胀满者，多属食积胃肠。

口气臭秽，多属胃热；臭秽难闻，牙龈腐烂者，属牙疳。

口气腐臭，或兼咳吐脓血者，多因口腔溃疡所致。

2. 汗气异味

汗出后有腥膻气味，是风湿热邪久蕴皮肤所致，多见于风温、湿温、热病，或汗后衣物不洁所致。

汗出有腥臭味，多见于瘟疫，或暑热火毒炽盛所致。

腋下随汗而散发臊臭气味者，为湿热内蕴所致，可见于狐臭病。

3. 痰、涕异味

正常状态下，人体排出少量痰和涕，无异常气味。

咳吐浊痰脓血，腥臭异常者，多是肺痈，为热毒炽盛所致。

咳痰黄稠味腥，多因肺热壅盛所致。

咳吐痰涎，呈清稀量多，无特异气味者，属寒证。

鼻流清涕，无气味者，为外感风寒；鼻流浊涕，腥秽如鱼脑者，为鼻渊。

4.二便异味

大便臭秽难闻者，多属肠有郁热。

大便溏泄而腥者，多属脾胃虚寒。

大便泄泻臭如败卵，或夹有未消化食物，矢气酸臭者，为伤食，是食积化腐而下趋的表现。

小便黄赤、混浊，有臊臭味者，多属膀胱湿热。

尿甜，并散发烂苹果样气味者，属消渴病。

第四节　切诊

一、脉诊

（一）概述

脉诊又称切脉、把脉、候脉，是中医四诊（望、闻、问、切）之一，属切诊。

脉象是手指感觉脉搏跳动的形象，或称为脉动应指的形象。脉象的产生，与心脏的搏动、心气的盛衰、脉管的通利和气血的盈亏及各脏腑的协调作用有直接关系。

正常生理状态下，心气旺盛，血液充盈，心阴、心阳调和时，心脏搏动的节奏和谐有力，脉搏亦从容和缓，均匀有力。反之，可出现脉搏的过大过小、过强过弱、过速过迟，或节律失常等变化。前人从大量的诊断经验中总结出脉动异常与疾病变化的相关规律，形成了脉学。

脉诊，依靠手指的灵敏触觉体验而识别，要反复训练，仔细体会，才能逐步识别各种脉象，故有"熟读王叔和，不如临症多"之说。

1.脉象的形成

心脏搏动是形成脉象的动力。在宗气和心气的作用下，心脏一缩一张地搏动，把血液排入脉管运行，同时使脉管随之产生有节律的搏动，形成"脉搏"。

脉管是气血运行的通道，"夫脉者，血之府也"。脉管的舒缩功能正常与否，直接影响脉搏产生相应的变化。

脉动源于心，脉搏是心功能的具体表现。因此，脉搏的跳动与心脏搏动的频率、节律基本一致。

2.脉象的物质基础

气、血是构成人体组织和维持生命活动的基本物质。脉道必赖血液以充盈，因而血液的盈亏，直接关系到脉象的大小。

气属阳主动，血液的运行全赖于气的推动。若气血不足，则脉象细弱或虚软无力；气滞血瘀，可出现脉象细涩而不畅；气血充足，则脉象和缓有力。

脉乃血脉，依靠血以充，依赖气以行。心与脉血相互作用，共同形成"心主血脉"的活动整体。

3.其他脏腑与脉象的关系

脉象的形成不仅与心、脉、气、血有关，同时与脏腑的整体功能活动亦有密切关系。

（1）脉象与肺的关系

一般而言，呼吸平缓则脉象徐和，呼吸加快，脉率亦随之急促；呼吸匀和深长，脉象流利盈实；呼吸急迫浅促，或肺气壅滞而呼吸困难，脉象多细涩；呼吸不已，则脉动不止。因而前人将脉搏称为脉息，并有"肺朝百脉"之谓。

（2）脉象与胃的关系

气血的盛衰和水谷精微的多寡有密切关系，表现为脉之"胃气"的多少。脉有胃气为平脉，胃气少为病脉，无胃气则死。

（3）脉象与脾的关系

脾主统血，可裹护血液在脉道内运行而不溢出脉外。

（4）脉象与肝脏的关系

肝具有贮藏血液、调节血量的作用。肝主疏泄，可使气血调畅，络脉通利。肝的生理功能失调，可以影响气血的正常运行，从而引起脉象的变化。

（5）脉象与肾脏的关系

肾藏精，为元气之根，是脏腑功能的动力源泉，亦是全身阴阳的根本。肾气充盈则脉搏重按不绝，尺脉有力，是谓"有根"。若精血衰竭，虚阳浮越，则脉象变浮，重按不应指，是无根脉，提示阴阳离决，病危。

（二）脉诊部位

脉诊的部位经历了一个长期发展、演变、进步的过程。《素问·三部九候论》有三部九候法，即遍诊上、中、下三部有关的动脉，上为头部、中为手部、下为足部。《伤寒杂病论》中的三部诊法，即诊人迎、寸口、趺阳三脉。

以上两种诊脉部位，后世已很少采用，自晋代以来普遍采用寸口诊法。

1. 寸口分部

寸口脉分为寸、关、尺三部，通常以腕后高骨（桡骨茎突）为标记，其内侧的部位为关，关部之前（腕端）为寸，关部之后（肘端）为尺。两手各有寸、关、尺三部，统称两手六部脉。

《难经·十八难》说："三部者，寸、关、尺也；九候者，浮、中、沉也。"

2. 寸口脉诊病的原理

《素问·五脏别论》说："胃者水谷之海，六腑之大源也。五味入口，藏于胃，以养五脏气，气口亦太阴也。是以五脏六腑之气味，皆出于胃，变见于气口。"

寸口为"脉之大会"。寸口为手太阴肺经原穴太渊之所在，十二经脉之气汇聚于此；"肺朝百脉"，五脏六腑十二经气血运行皆起于肺而止于肺，故脏腑气血之病变皆可反映于寸口；手太阴肺经起于中焦，与脾经同属太阴，肺与脾胃之气相通，而脾胃为后天之本，气血生化之源，因此，在寸口可以诊察胃气的强弱，同时也可了解全身脏腑气血之盛衰。另外，寸口脉在腕后，肌肤薄嫩，脉易暴露，切按方便。

二、按诊

按诊是指医生用手直接触摸或按压病人体表某些部位，以了解局部冷热、润燥、软硬、压痛、肿块或其他异常变化，从而推断疾病部位、性质和病情轻重等情况的一种诊断方法。

（一）按胸胁

胸胁是前胸及胁肋部的统称。前胸部即缺盆（锁骨上窝）至横膈之上，其中间部分谓之"膺"，左乳下心尖搏动处为"虚里"。胁肋部是指胸部两侧，由腋下至十一、十二肋骨端的区域。

1. 按胸部

胸为心肺之所居，按胸部可以了解心肺及虚里的病变情况。胸部如有外伤，则见局部青紫肿胀而拒按。

2. 按虚里

（1）虚里，即心尖搏动处，位于左乳下第四、第五肋间，乳头下稍内则，当心脏收缩时，心尖向胸壁冲击而引起的局部胸壁的向外搏动，可用手指指尖触到。当危急病证寸口脉不明显时，诊虚里更具重要的诊断价值。

（2）虚里搏动移位，可因心痹、先天性心脏病等而使心脏增大；因鼓胀、瘤积等而使腹部胀大，心位抬高。

（3）虚里按之其动微弱者，为不及，是宗气内虚之征，或为饮停心包之支饮。搏动迟弱，多为心阳不足。

（4）虚里按之弹手，洪大而搏或绝而不应者，是心肺气绝，属于危候。

（5）孕妇胎前产后，虚里动高者为恶候。

3. 按胁部

肝胆位居右胁，肝胆经脉分布两胁，故按胁部主要是了解肝胆疾病。

脾脏叩诊区在左侧腋中线上第 9～11 肋间，宽为 4～7cm 的部位。左胁部按诊，应考虑排除脾脏病变。

若胁痛喜按，按之空虚无力为肝虚；胁下肿块，刺痛拒按，为血瘀。

若右胁下肿块，质软，表面光滑，边缘钝，有压痛者，多为肝热病。

若右胁下肿块，质硬，表面平或呈小结节状，边缘锐利，压痛不明显者，多为肝积。

若右胁下肿块，质地坚硬，按之表面凹凸不平，边缘不规则，常有压痛，应考虑肝癌。

（二）按脘腹

剑突的下方，称为心下；心下至脐上的大腹上半部，称为胃脘部；脐以上的部位，称为大腹；脐以下至耻骨上缘，称为小腹；小腹的两则，称为少腹。

按脘腹，主要诊断肝、胆、脾、胃、肾、小肠、大肠、膀胱、胞宫等脏腑的病证。

1. 腹部诊区

肝脏诊区，位于大腹右上方至右肋缘下及剑突下方。

胆腑诊区，位于大腹右侧腹直肌外缘与肋缘交界处。

脾脏诊区，位于大腹左侧上方至左肋缘下方。

胃腑诊区，位于上腹部偏左。

肠诊区，位于脐周围。

肾脏诊区，位于腰部左右肋缘下方。

膀胱、胞宫诊区，位于小腹部耻骨联合的上方。

2. 按脘腹

正常情况下，除大肠（肠结）、膀胱（充盈时）按诊可触及外，其他脏器一般不能触及。

（1）诊寒热　腹部按之肌肤凉而喜温者，属寒证；腹部按之肌肤灼热而喜凉者，属热证。

（2）诊虚实　凡腹满按之饱满、充实，而有弹性有压痛者，多为实满；腹满按之虚软而缺乏弹性，无压痛者，多属虚满。

脘部按之有形而胀痛，推之辘辘有声者，为胃中有水饮。

3. 诊腹部肿块

（1）肿块推之不移，痛有定处者，为癥积，病属血分。

（2）肿块推之可移，或痛无定处，聚散不定者，为瘕聚，病属气分。

（3）肿块大者为病深；形状不规则，表面不光滑者为病重；坚硬如石者为恶候。

4. 腹部疼痛

腹痛喜按，按之痛减，腹壁柔软者，多为虚证，常见于脾胃气虚等证。

腹痛拒按,按之痛甚,并伴有腹部硬满者,多为实证,如饮食积滞、胃肠积热之阳明腑实、瘀血肿块等。

若局部肿胀拒按者,多为内痈;按之疼痛,固定不移,多为内有瘀血;按之胀痛,病处按此联彼者,为病在气分,多为气滞。

(三) 按肌肤

1. 诊寒热

按肌肤的寒热,可以了解人体阴阳的盛衰、病邪的性质等。

一般来说,肌肤寒冷,或伴体温偏低者,为阳气虚少。若四肢厥冷而大汗淋漓,脉微欲绝者,为亡阳之征。

肌肤灼热,若汗出如油,四肢肌肤尚温而脉躁疾无力者,为亡阴之征。

身灼热而肢冷,为阳热内闭,阳气不得外达,属真热假寒证。

外感病汗出热退身凉,为表邪已解;皮肤无汗而灼热者,为热甚。

身热初按热甚,久按热反转轻,为热在表;久按其热反甚者,为热在里。

2. 诊润燥滑涩

通过触摸皮肤的滑润或燥湿,以了解汗出与否及气血津液的盈亏。

肌肤滑润者,为气血充盛;肌肤枯涩者,为气血不足。

新病皮肤多滑润而有光泽,为气血未伤之表现;久病肌肤枯涩者,为气血两伤。

肌肤甲错者,多为血虚失荣或瘀血所致。

3. 诊疼痛

通过触摸肌肤疼痛的程度，可以分辨疾病的虚实。

肌肤濡软，按之痛减者，为虚证；硬痛拒按者，为实证。

轻按即痛者，病在表浅；重按方痛者，病在深部。

4. 诊肿胀

用手按压肌肤肿胀情况，以辨别水肿和气肿。

按之凹陷，不能即起者，为水肿；按之凹陷，举手即起者，为气肿。

5. 诊疮疡

通过触按疮疡局部，感知凉热、软硬，以判断病证之虚实、寒热及是否成脓。

若肿硬不热者，属寒证；肿处灼手而压痛者，属热证。根盘平塌漫肿者，属虚证；根盘紧束而隆起者，属实证。患处坚硬多无脓，边硬顶软已成脓。

（四）按手足

是通过触摸病人手足部位的冷热程度，以判断病情的寒热、虚实及表里内外顺逆。

1. 若阳虚之证,四肢犹温,为阳气尚存;若四肢厥冷,多病情深重。

2. 手和足皆冷者，为阳虚寒盛，属寒证；手足俱热者，多为阳盛热炽，属热证。

3. 热证见手足热者，属顺候；热证反见手足逆冷者，属逆候。多因热盛而阳气闭结于内，不得外达，是热深厥亦深的表现，应注意鉴别。

第二章
八纲辨证

八纲，是指表、里、寒、热、虚、实、阴、阳八个纲领。

八纲辨证，是指运用八纲对疾病的病变部位浅深、疾病性质寒热、邪正斗争盛衰、病证类别阴阳等进行分析辨别的辨证方法。

任何一种疾病，从大体病位上分，离不开表或里；从基本性质上讲，一般可分为寒与热；从疾病过程中邪正之争的盛衰来分，不外乎实或虚；从病证总的类别来说，都可归属于阴或阳。

一、表里辨证

表、里是辨别病变部位外内、浅深的两个纲领。

表与里是相对概念，如皮肤与筋骨相对而言，皮肤属表，筋骨属里；脏与腑相对而言，脏属里，腑属表；经络与脏腑相对而言，经络属表，脏腑属里，等等。

辨别表、里，对外感疾病的诊断和治疗具有特别重要的意义。

1. 表证

表证，是指六淫（风、寒、暑、湿、燥、火）、疫疠等邪气，经皮毛、口鼻侵入机体的初期阶段，正气抗邪于肤表，以新起恶寒发热为主要表现的证。表证具有起病急、病位浅、病程短的特点。

临床表现：新起恶风寒，或恶寒发热，头身疼痛，打喷嚏，鼻塞，流涕，咽喉痒痛，微有咳嗽、气喘，舌淡红，苔薄，脉浮。

2. 里证

里证泛指病变部位在内，即由脏腑、气血、骨髓等受病所致的证候。

里证的范围极为广泛，凡不属表证或半表半里证的证候，均属于里证的范畴，即所谓"非表即里"。

临床表现：病情较重，病位较深，病程较长。里证的病位虽然同属于里，但仍有轻浅与深重之分，一般病变在上、在气、在腑者，较轻浅，在下、在血、在脏者，较深重。

《景岳全书·传忠录》说："里证者，病之在内、在脏也。凡病自内生，则或因七情，或因劳倦，或因饮食所伤，或为酒色所困，皆为里证。"

3. 半表半里证

是指病变部位既非完全在表，又未完全入里，病位处于表里进退的变化之中，以寒热往来等为主要表现的证。

临床表现：往来寒热、胸胁苦满、心烦喜呕、默默不欲饮食、口苦咽干、目眩、脉弦。

二、寒热辨证

寒热是辨别疾病性质的两个纲领。

寒证与热证实际是机体阴阳偏盛、偏衰的具体表现。辨清寒证与热证，是确定"寒者热之，热者寒之"治疗法则的依据，对于认识疾病的性质和指导治疗有重要意义。

1. 寒证

寒证是因感受寒邪，或过服生冷寒凉所致。起病急骤，体质壮实者，多为实寒证；因内伤久病，阳气虚弱而阴寒偏胜者，多为虚寒证。寒邪袭于表，多为表寒证；寒邪客于脏腑，或因阳虚阴盛所致者，多为里寒证。

临床表现：恶寒或畏寒喜暖、局部冷痛、口淡不渴，肢冷蜷卧，痰、涎、涕清稀，小便清长，大便稀溏，面色白，舌淡苔白润，脉紧或迟等。

2. 热证

热证是指感受热邪，或脏腑阳气亢盛，或阴虚阳亢，导致机体活动亢进所表现的具有温热等特点的证候。热证有实热证和虚热证之分。

临床表现：发热，恶热喜冷，口渴欲饮，面赤，烦躁不宁，痰、涕黄稠，小便短黄，大便干结，舌红而少津，苔黄燥，脉数等。

因外感火热阳邪，或过服辛辣温热之品，导致体内阳热之气过盛所致，病势急骤，火热炽盛，脉数有力，形体壮实者，多为实热证。

因内伤久病，阴液耗损而阳气偏亢者，呈阴虚阳亢，脉细数者，多为虚热证。

风热之邪袭于表者，多为表热证。

热邪盛于脏腑，或因阴虚阳亢所致者，多为里热证。

《医学心悟·寒热虚实表里阴阳辨》说："一病之寒热，全在口渴与不渴，渴而消水与不消水，饮食喜热与喜冷，烦躁与厥逆，溺之长短赤白，便之溏结，脉之迟数以分之。"

三、虚实辨证

虚实是辨别邪正盛衰的两个纲领。

实主要指邪气盛实，虚主要指正气不足。实与虚主要反映病变过程中人体正气的强弱和致病邪气的盛衰。

《素问·通评虚实论》说："邪气盛则实，精气夺则虚。"

《景岳全书·传忠录》有："虚实者，有余不足也。"

治则：实证宜攻，虚证宜补，虚实辨证准确，攻、补方能适宜，才能免犯实实虚虚之误。

1. 实证

实证是指人体感受外邪，或疾病过程中阴阳气血失调，体内病理产物蓄积，以邪气盛实、正气不虚为基本病理，表现为有余、亢盛、停聚特征的各种证候。

临床表现：实证的表现各不相同，常见的有身热烦躁，胸闷气粗，痰涎壅盛，脘腹胀痛拒按，大便秘结或腹泻，里急后重，小便不利或淋沥涩痛，脉实有力。

实证范围极为广泛，临床表现十分复杂，其病因病机主要有两方面：一是风寒暑湿燥火，疫疠及虫毒等邪气侵犯人体，正气奋起抗邪所致；二是内脏功能失调，气化失职，气机阻滞，形成痰、饮、水、湿、脓、瘀血、宿食等病理产物，壅聚停积于体内所致。

2. 虚证

虚症是指人体阴阳、气血、津液、精髓等正气亏虚，而邪气不著，表现为不足、松弛、衰退特征的证候。

临床表现：一般以久病、病势缓、耗损过多、体质素弱者多虚证。故《类经·疾病类》说："内出之病多不足，如七情伤气、劳倦伤精之类也。"

3. 虚实证鉴别要点

虚证病程较长，体质虚弱，精神萎靡，声低息微，疼痛喜按，胸腹胀满按之不痛，胀满时减，畏寒加衣得温可减，脉无力，舌质嫩，苔少或无苔。

实证病程短，体质壮实，精神兴奋，声高气粗，疼痛拒按，胸腹胀满按之疼痛，胀满不减，恶寒，添衣近火得温不减，脉象有力，舌质老，苔厚腻。

四、阴阳辨证

阴阳是八纲中的总纲，是辨别疾病属性的两个纲领。

阴阳分别代表事物相互对立的两个方面，它无所不指，也无所定指，故疾病的性质、临床的证候，一般都可归属于阴或阳的范畴。

1. 阴证

凡见抑制、沉静、衰退、晦暗等表现的里证、寒证、虚证，以及症状表现于内的、向下的、不易发现的，或病邪性质为阴邪致病、病情变化较慢的，均属阴证范畴。

临床表现：面色㿠白或暗淡，精神萎靡，身重蜷卧，畏冷肢凉，倦怠无力，语声低怯，纳差，口淡不渴，小便清长或短少，大便溏稀，舌淡胖嫩，脉沉迟、微弱、细。

2. 阳证

凡见兴奋、躁动、亢进、明亮等表现的表证、热证、实证，以及症状表现于外的、向上的、容易发现的，或病邪性质为阳邪致病、病情变化较快等，均属阳证范畴。

临床表现：面赤，恶寒发热，肌肤灼热，烦躁不安，语声高亢，呼吸气粗，喘促痰鸣，口干渴饮，小便短赤涩痛，大便秘结奇臭，舌红苔黄燥起芒刺，脉浮数、洪大、滑实。

下篇

践行

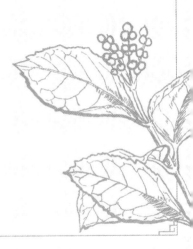

第一章

概说老龄化

一、积极老龄化

1. 积极老龄化

2002 年，世界卫生组织针对各国人均预期寿命不断延长、老年人身体功能和身体素质不断改善的情况，在第二次老龄问题世界大会上正式提出"积极老龄化"的理念。

积极老龄化的理念，由"健康、参与、保障"三大支柱组成。

健康，不仅包括身体健康，更指精神健康以及社会适应良好。健康还指提高老年人生活质量，减少其因衰老带来的疾病，使其慢性疾病得到及时治疗和康复。

参与，是指老年人根据自己的能力、需要和喜好，参与社会经济、文化和精神活动，继续为家庭、社区和社会做出贡献。

保障，是指在老年人不能照顾自己的情况下，支持家庭和社区通过各种途径和力量照料他们。在个体健康的保障上，要求个人在生命全程中都尽量避免残疾、避免生活不能自理，把残疾和不能自理降到最低程度，不能等到生活不能自理、自立时才给予保障。

积极老龄化，包含"老有所为、老有所养、老有所医、老有所学、老有所教、老有所乐"六个方面。

2. 高寿 + 自理能力，是健康长寿的核心标志

2020 年 9 月 13 日，中国老年学和老年医学学会在京发布《写

给中国人的健康百岁书：健康长寿专家共识》，认为健康长寿的老年人至少应具备五个基本特征——高龄、自理、自主、自尊、自强，而"高寿＋自理能力"则是衡量健康长寿的核心标志。

"自理"是一个综合概念，包括自理做事、自主决定、自强自尊，反映了一个"健康人"从机体到机能，从功能到能动性，从做事到判断，从身体健康、脑健康到心理健康的整体良好协调的状态。

3. 我国的老龄化现状

根据国家卫健委等机构 2019 年度统计资料显示，我国自 20 世纪末进入老龄化社会以来，老年人口数量和占总人口的比重持续增长，2000 年至 2018 年，60 岁及以上老年人口从 1.26 亿增加到 2.49 亿，老年人口占总人口的比重从 10.2% 上升至 17.9%。

截至 2019 年底，我国已有 60 岁及以上老年人口 2.54 亿，预计 2025 年将突破 3 亿，2033 年将突破 4 亿，2053 年将达到 4.87 亿的峰值。

更为严重的现实是，根据相关部门的统计，当前我国 60 周岁以上老年人口中患有慢性病的接近 1.8 亿，失能和部分失能的老年人超过 4000 万。

截至 2019 年底，我国共有各类养老服务机构 20.4 万个，总床位 775 万张，护理型床位不足 50%。可见，与人口老龄化形势和人民群众的需求相比，我国养老服务还存在不少短板。

4. 应对老龄化，国家在行动

2019 年 11 月，中共中央、国务院印发了《国家积极应对人口老龄化中长期规划》（以下简称《规划》），明确到2022年，我国积极应对人口老龄化的制度框架初步建立；到2035年，积极应对人口老龄化的制度安排更加科学有效；到本世纪中叶，与社会主义现代化强国相适应的应对人口老龄化制度安排成熟完备。

《规划》提倡：个人建立养老财富储备，稳步增加全社会的养老财富储备；普及健康生活方式；落实预防为主，强化早诊断、早治疗、早康复，大幅提高健康水平。

这是国家给出的积极老龄化社会的路径和方法。积极应对人口老龄化是维护国家安全和社会和谐稳定的重要举措，中老年人理当积极响应和参与。

5. 应对人口老龄化，我们可以有所作为

解决社会老龄化的问题，不仅要靠国家和社会的力量，我们每个人也应做出积极的响应。我们的老年生活，不能成为社会和国家的负担。

对于老年人而言，如文化基础具备，学习正统的中医知识，可能是最有价值的学习，是最有价值的时间投入，也是最有价值的投资，因为它的产出，是我们最需要的"健康"。

通过学习，达到《黄帝内经》提倡的"不治已病治未病"的思想境界，做到不生病，少生病，无大病，尽可能延长自理的年限，减少对他人帮助的需求，这不仅是对个人、对家庭，也是对社会、对国家的一大贡献。

6. 防病优先于治病

预防，是指采取一定的措施，防止疾病的发生和发展。"治未病"是中医学的一个重要理念，包括未病先防和已病防变两个方面。

未病先防，是指在疾病发生之前，做好各种预防工作，以防止疾病的发生。

已病防变，是指一旦得病，要早期诊断和早期治疗，防止疾病由轻浅向危笃传变。

早在几千年前，我们的祖先就通过《黄帝内经》告诫我们："是故圣人不治已病治未病，不治已乱治未乱，此之谓也。夫病已成而后药之，乱已成而后治之，譬犹渴而穿井，斗而铸锥，不亦晚乎！"因此，学习中医应当尽早行动，且要持之以恒。

二、养成积极的老龄观

1. 保持积极的心态，有利于延缓衰老

退休年龄，仅是人为地划分了一个人力资源管理的标准，对于人的智力和体力而言，59岁和61岁并没有一个质的不同。在59岁能够做的事情，在退休以后仍然可以做，不能认为因为到了60岁，到了所谓的老年人的年龄，自己的身体就一下老化了，自己的智力就一下退化了。

年轻，重要的是心态保持年轻。在人生的第三阶段，坚持凡是自己能够做的事情，绝不依赖于他人；对生活目标的追求，不言放弃。只要保持这种心理状态和这种精神状态，就可以延缓衰老。

2. 终身学习，是与社会保持积极联系的需要

老年阶段，是人生的第三年龄，是一个全新的阶段。

捷克作家米兰·昆德拉说："老人是对老年一无所知的孩子。"就是说谁都没有老过，一辈子只能老一次，所以老年人也需要学习。

国际上把人生划分为四个年龄期：儿童及青少年期、职业及谋生期、退休期和依赖期。所谓"第三年龄"就是退休期，我们要通过学习延长"第三年龄"期，最大限度缩短依赖期。

生命科学认为，人的体能下降，跟智力衰退的情况不是同步的，智力只要经常锻炼，就可以延续很长时间。有研究表明，60～69岁的低龄老年人思维能力保持着普通人智力最高峰的80%～90%，有的行业或职业，比如说文学、艺术、科学等领域，很多人是在60岁之后进入创造和创新的高峰。

生命的长度是有限的，但生命的广度可以是无限的。怎样实现广度的无限呢？

老年人通过学习，不仅可以延缓大脑衰老，还可以使自己获得知识和技能，以便更好地融入这个快速发展的社会。

老年人学习中医养生知识，可以提高自己的保健意识，甚至做到"求医不如求己"，从而保养身体，延长寿命。

3. 树立积极的养老观

老年人也应该有自己的梦想和追求。老年人的记性虽不如年轻人，但他们经历了年轻人不曾有过的风风雨雨，在理解和分析能力上应当不输于年轻人，他们的晚年生活也可以过得很充实。与养老机构的"床位"相比，老年大学的"座位"是一种更积极、更主动、更经济的养老选择。

很多老年人在年轻时刻苦学习，为的是学到一项谋生技能，并不是出于自己的兴趣爱好，到了退休后，老年人完全可以根据自己的喜好学习适合自身的项目，比如学太极拳、八段锦、广场舞，甚至学习英语、绘画、书法，等等。

因此，老年人大可不必感叹老之将至，生活在惶惶不安之中。我们完全可以利用这个时间去规划和实践一种美妙的老年生活，过去以精神提升为主的老年生活。"精神内守，病安从来？"

4. 从中国传统哲学文化中得到心灵的超然

生理养生节欲，心理养生养情，哲学养生明理，而人生明理是至关重要的。

哲学赋予的人生智慧，可以使我们不怨天、不尤人，坦荡面对人生。

如何去面对世界？如何面对挫折？如何看待成功？如何达观地看待事物？如何总结自己的已往？如何过好今后的人生？许多问题需要从哲学和传统文化中去求解。

（1）"看得开，想得明。" 心存慈爱，宽容人生。人如果能够做到看得开,胸中就没有郁闷,就不会因为七情过极而损害身体健康,从而得到自然的高寿。

(2)"拿得起,放得下。" 工作期间要拿得起,退休以后要放得下。

尤其是对于工作期间同事之间的一些恩恩怨怨,都应该放下。那些恩怨,大多是工作之中的诸多原因造成的,是职务使然,是工作职责所在。退休以后职务交回了授权人,工作合同已经解除,回归到了自然人。大家都是自然人,应当彼此尊重,因为还有一份曾经共处的缘分。放下了,心中无纠结,有利于健康。

孔子曰:"德润身,仁者寿。"《中庸》指出:"修身以道,修道以仁""大德必得其寿"。讲道德的人,待人宽厚大度,心旷神怡,体貌安详、舒泰,可得高寿。

孙思邈在《千金要方》说:"性既自善,内外百病皆悉不生,祸乱灾害亦无由作,此养性之大经也。"他还说:"众人大言而我小语,众人多繁而我小记,众人悖暴而我不怒。不以不事累意,不临时俗之仪。淡然无为,神气自满。以此为不死之药,天下莫我知也。"

《千金翼方·养老大》曰:"故养老之要,耳无妄听,口无妄言,心无妄念……又老人之道,常念善无念恶,常念生无念杀,常念信无念欺。"

《寿世保元》说:"积善有功,常存阴德,可以延年。"

《道德经》曰:"少私寡欲""祸莫大于不知足,咎莫大于欲得"。

从生理上讲,道德高尚,光明磊落,性格豁达,心理宁静,有利于神志安定；气血调和，有利于人体生理功能正常而有规律地运动，精神饱满，形体自然健壮。

老年以后，随着年龄的增长，对物质的需求不断下降；年纪越大，越想找到自己的内心归宿。对物质的追逐，将逐渐退位于对精神世界的追求和向往。

中国优秀的传统文化能够养生。儒家进德，道家保真，释家净心。"仁者寿"，以德养寿，德高寿高，是中国古代儒家强调道德涵养在养生中的作用。

5. 认真规划和使用养老资金

老年有病，或大或小，或多或少，看病的支出比年轻时增加了。尽管国家在努力改善社会医疗保障，但总有自己需要负担的部分，如果不做一些储备，上年纪后一旦有事，就犹如"渴而掘井""临难铸兵"，岂不晚矣？

俗话说，张得开口袋，闭得上嘴巴的为一等老人，讨人欢喜；张不开口袋，闭得上嘴巴的老人，也能和平相处；张不开口袋，闭不上嘴巴的老人，要想老有所乐是难的。

但是，不自量力地张大口袋，掏空了养老资金是有问题的。老年人的钱早晚是孩子们的，但什么时候给，是有不同结果的。

通过自己的劳动挣来的钱，花的时候是有份量的。太容易得来的钱用起来往往不珍惜，还可能会刺激盲目消费的欲望。将自己养老防病的钱，过早地交给心智尚未完全成熟的孩子，并不是爱，可能有害。

子女轻松地从父母处得来的钱，很可能轻松地花了出去，甚至还可能诱导出一些"贷款"。一旦老人得病，再让孩子拿钱看病，他们有自己的孩子要养，有贷款要还，此时困难重重，必生许多的麻烦或不快，还可能会给子女留下不孝的社会恶名。

爱得不当，会给他们造成伤害。当然，如子女有急事，有通过自身努力不能解决的困难时，做父母的当倾力帮助，这是亲情所在。

"君子爱财，取之有道，用之有度。"能够挣钱的时候要"取之有道"，到老年后关键是要做到"用之有度"。钱不是人生的所有，但在世俗社会如没有基本的存款，是很难幸福的。

高龄＋自理，是所有老人的向往。没有健康的身体就无法自理，没有基本的养老金储备，就做不到自立、自尊地享受老年生活。

三、养生保健是人类的自我觉悟

养生，又称摄生，最早见于《庄子·内篇·养生主》。所谓生，就是生命、生存、生长之意；所谓养，即保养、调养、补养之意。

养生，即通过养精神、调饮食、练形体、慎房事、适寒温等各种方法达到延年益寿的目的，是综合性的强身益寿活动。

《素问·上古天真论》曰："上古之人，其知道者，法于阴阳，和于术数，食饮有节，起居有常，不妄作劳，故能形与神俱，而尽终其天年，度百岁乃去。"

214

此处的"道"，就是养生之道。但能否健康长寿，不仅在于能否懂得养生之道，更为重要的是能否把养生之道贯彻应用到日常生活中去，做到"知行合一"。

中医养生，是指在中医学理论的指导下，研究提高人体健康水平，增强体质，预防疾病，以及延年益寿的方法。中医养生理论和养生术，在中医学乃至中国古代文化中占有特殊的地位，是中医区别于西医的主要特点之一。

在中国古代先贤们看来，天地人三才是密不可分的，人只有对天地宇宙建立正确的认识，同时使自己养成高尚的道德人格，建立和保持合理的生活方式，才是保持身体健康，免除疾病侵害的关键，因此强调"不治已病治未病"，而得病以后的治疗已经是不得已的下策。

中医学强调的是积极的养生观。先贤们倡导的养生观，可以帮助我们在医养活动中，建立起一种积极的生活方式、一种健康的生存智慧。

《周易·系辞下传》曰："君子安而不忘危，存而不忘亡，治而不忘乱，是以身安而国家可保也""惧以终始，其要无咎，此之谓《易》之道也。"这种居安思危、未变先防的思想，正是中医养生思想的理论渊源。

第二章 调神养生法

七情六欲，人皆有之，但七情过极，就会导致生病。

愤怒、悲伤、忧思、焦虑、恐惧等不良情绪压抑在心中，不能充分疏泄，就会有害健康，甚至会引起疾病。现代研究也认为，一切对人体不利因素的影响中，最能使人短命夭亡的就是不良情绪。人的精神状态正常，机体适应环境的能力以及抵抗疾病的能力就会增强，从而起到防病作用；患病之后若精神状态良好，也会加速康复。

道家天玄子说："养心之大法有六，曰心广、心正、心平、心安、心静、心定。心广所以容万类也，心正所以诚意念也，心平所以得中和也，心安所以寡怨尤也，心静所以绝攀缘也，心定所以除外累、同大化也。"

凡事皆有根本，养心养神是养生防病思想的根本。历代养生家，把调养精神作为养生寿老之本法、防病治病之良药。

1. 少私寡欲，清心明性

少私，即减少私心杂念；寡欲，是指降低对名利和物质的嗜欲。

老子《道德经》主张："见素抱朴，少私寡欲。"

《黄帝内经》指出："是以志闲而少欲，心安而不惧，形劳而不倦，气从以顺，各从其欲，皆得所愿……所以能皆度百岁而动作不衰。"

如果私心太重，嗜欲不止，欲望太高、太多，达不到目的，就会产生忧郁、幻想、失望、悲伤、苦闷等不良情绪，从而扰乱清静之神。要做到少私寡欲，需要注意两点：

其一，明确私欲之害，以理收心。如《医学入门·保养说》曰："主于理，则人欲消亡而心清神悦，不求静而自静也。"

其二，要正确对待个人利害得失。《太上老君养生诀》说："且夫善摄生者，要当先除六害，然后可以保性命，延驻百年，何者是也？一者薄名利，二者禁声色，三者廉货财，四者损滋味，五者除佞妄，六者去妒忌。"六害不除，万物扰心，神岂能清静？

《论语》云："及其老也，血气既衰，戒之在得。"财利一关，势难打破，当念去日已长，来时已短，虽堆金积玉，将安用之？然使恣意耗费，反致奉身匮乏，有待经营，此又最苦的事。故节俭二字，始终不可忘。

其三，老年人尤其要"忌得"。年老后身体功能减弱，能力减退，社会资源也逐渐减少，获得各种物资的能力也必然减退，此时如果"欲得"之心不放下，欲望又不能实现，其纠结痛苦缠身，难免对身体造成严重的危害。

"人世间境遇何常，进一步想，终无尽时；退一步想，自有余乐。"

《道德经》曰："祸莫大于不知足，咎莫大于欲得""知足不辱，知止不殆，可以长久"。

2. 节制情绪，遇事戒怒

所谓节制情绪就是调和、节制情感，防止七情过极，达到心理平衡。

《吕氏春秋》说："欲有情，情有节。圣人修节以止欲，故不过行其情也。"重视精神修养,首先要维护心理的协调平衡,而戒怒是第一要务。

遇事戒怒。怒是历代养生家最忌讳的一种情绪,它是情志致病的魁首,对人体健康的危害极大。怒不仅伤肝,还伤心、伤胃、伤脑,会导致各种疾病。

《千金要方》指出:"卫生切要知三戒,大怒大欲并大醉。三者若还有一焉,须防损失真元气。"

《老老恒言·燕居》说:"人借气以充其身,故平日在乎善养,所忌最是怒。怒心一发,则气逆而不顺,窒而不舒,伤我气,即足以伤我身。老年人虽事值可怒,当思事与身孰重,一转念间,可以涣然冰释。"

制怒之法:首先是以理制怒,使情绪"发之于情,止之于理";其次,用提醒法制怒,如在床头、案几写上"制怒""息怒"等提醒警言,有较好的作用;再次,怒后反省,每次发怒后吸取教训,逐渐养成遇事不怒的习惯,此项尤为重要。

3. 淡定人生,宠辱不惊

人世沧桑,诸事纷繁;喜怒哀乐,此起彼伏。老庄提出"宠辱不惊"之处事态度,视荣辱若一,后世遂称得失不动心为荣辱不惊。

《菜根谭》云:"宠辱不惊,看庭前花开花落;去留无意,望天上云卷云舒。"

人的情志变化,是由外源性因素、内源性因素刺激而发生变化的。对外界的事物刺激,难免有所感受,但还是要思想安定,七情平和,明辨是非，保持安和的处世态度和稳定的心理状态。

《类经·论治类》曰："离者失其亲爱，绝者断其所怀，菀谓思虑抑郁，结谓深情难解……"社会动荡，灾难饥荒，都会造成人们精神的异常变化，从而影响人的寿夭。

《素问·疏五过论》说："故贵脱势，虽不中邪，精神内伤，身必败亡。"这说明社会地位的急剧变化，会给人带来精神和形体的快速衰老。位居高位者，在位期间前呼后拥，门庭若市。习惯于这种环境的人，在退休后尤其要下大力气调整心态，以适应无权无势的简单生活。

4. 移情易性，修为人生

移情，即排遣情思，改变内心情绪的指向性；易性，即改易心志，通过排除内心杂念和抑郁，改变其不良情绪和习惯。移情易性，是中医心理保健法的重要内容之一。

清代郑板桥说："聪明难，糊涂尤难，由聪明转入糊涂更难。放一着，退一步，当下安心，非图后来报也"。

《千金要方》说："弹琴瑟，调心神，和性情，节嗜欲。"

移情易性并不是要压抑情感，而是对愤怒者，疏散其怒气；对悲痛者，脱离产生悲痛的环境与气氛；对屈辱者，增强其自尊心；对痴情者，要冲淡其思念的缠绵；对迷信者，要用科学的知识，帮助消除愚昧的观念和偏见等。

5. 心无妄念，神定气闲

《老老恒言·燕居》云："少视听，寡言笑，俱足宁心养神，即却病良方也。"

《广成子》曰："无视无听，抱神以静，形将自正。"

《道德经》曰："不见可欲，使心不乱。"

平居无事时，一室默坐，常以目视鼻，以鼻对脐，调匀呼吸，毋间断，毋矜持，降心火入于气海，自觉遍体和畅。

《老老恒言·省心》说："凡人心有所欲，往往形诸梦寐，此妄想惑乱之确证。老年人多般涉猎过来，其为可娱可乐之事，滋味不过如斯，追忆间，亦同梦境矣。故妄想不可有，并不必有，心逸则日休也。

"世情世态，阅历久，看应烂熟，心衰面改，老更奚求？谚曰：求人不如求己……至于二三老友，相对闲谈，偶闻世事，不必论是非，不必较长短，慎尔出话，亦所以定心气。

"食但慊其心所欲，心欲淡泊，虽肥浓亦不悦口。衣但安其体所习，鲜衣华服，与体不相习，举动便觉乖宜。所以食取称意，衣取适体，即是养生之妙药。

"凡事择人代劳，事后核其成可也，或有必亲办者，则毅然办之，亦有可姑置者，则决然置之。办之所以安心，置之亦所以安心，不办又不置，终日往来萦怀，其劳弥甚。"

6. 老要自尊、自爱，方得他尊

孙思邈在《千金翼方·养老大例》中，劝诫说："老人之性，必恃其老，无有藉在，率多骄恣，不循轨度。"

老年人要得到他人的尊重，首先要自尊、自爱，常把自身的名节放在心上；心常存善念，行为常善行，言常说善言，自然会得到他人的敬重。

《千金翼方·养老大例》曰："故养老之要，耳无妄听，口无妄言，身无妄动，心无妄念，此皆有益老人也。"

《千金要方·养性》云："于名于利，若存若亡；于非名非利，亦若存若亡，所以没身不殆也。"

7. 孙思邈说养性十二少、戒十二多

（1）"善摄生者，常少思、少念、少欲、少事、少语、少笑、少愁、少乐、少喜、少怒、少好、少恶。行此十二少者，养性之都契也。"

（2）"多思则神殆，多念则志散，多欲则志昏，多事则形劳，多语则气乏，多笑则脏伤，多愁则心慑，多乐则意溢，多喜则忘错昏乱，多怒则百脉不定，多好则专迷不理，多恶则憔悴无欢。此十二多不除，丧生之本也。"

（3）"唯无多无少，几乎道也。故处士少疾，游子多患，繁简之殊也。是故田夫寿，膏粱夭，嗜欲多少之验也。故俗人竞利，道士罕营。夫常人不可无欲，又复不可无事，但约私心，约狂念，靖躬损思，则渐渐自息耳。

"封君达云：体欲常劳，食欲常少；劳勿过极，少勿过虚。恒去肥浓，节咸酸，减思虑，捐喜怒，除驰逐，慎房室，春夏施泻，秋冬闭藏。又鱼脍生肉，诸腥冷之物，此多损人，速宜断之，弥大善也。心常念善，不欲谋欺诈恶事，此大辱神损寿也。"

第三章

应天之序养生

一、四季养生

《道德经》有言："人法地，地法天，天法道，道法自然。"养生保健就是要顺应天之序，效法自然，秉持因人、因时、因地的原则。

1. 春季养生

《素问·四气调神大论》曰："春三月，此谓发陈。天地俱生，万物以荣。夜卧早起，广步于庭。被发缓形，以使志生。生而勿杀，予而勿夺，赏而勿罚。此春气之应，养生之道也。逆之则伤肝，夏为寒变，奉长者少。"

《素问·阴阳应象大论》又说："东方生风，风生木，木生酸，酸生肝，肝生筋，筋生心。肝主目。""怒伤肝，悲胜怒；风伤筋，燥胜风；酸伤筋，辛胜酸。"

春三月，是农历正月、二月、三月，属木，对应肝。酸是滋养肝之味。

春季养生要点——
起卧

春季养生，就是养阳，养生发，促进生发是春三月养生之道。春季，万物处于生发之际，人也应该生发，要晚睡早起。

穿戴

风和日丽的春天，不要戴帽子，不要穿紧身衣裤，以免约束身体的生发之气。可以披头散发，有助于人体之气生发，气血畅通。

饮食

宜多食辛甘发散之品，如麦、枣、葱、花生、香菜、韭菜、香椿等。

《摄生消息论》说："当春之时，食味宜减酸增甘。"酸是肝的本味，春季是肝气生发之季，如多食酸味，则会导致肝气太旺，肝气过旺会克脾过分，伤脾，所以要减酸增甘。甘是滋养脾之味。

《金匮要略》有"春不食肝"，同样是防肝木太过而克伐脾土过度。

情志

春季是情志病的多发季节。春季养生的重点是养肝，养肝就是要使肝气得以生发，避免发生肝郁。在心态上要平和，放松心情，使情志旷达、轻松、愉悦。快意生活，有利于肝的生发，肝气舒畅，肝的疏泄功能正常，就会减少患情志病的可能性。

"怒伤肝"，因此不要生气。发怒是诱发高血压病的病因之一。高血压患者如果发怒，还容易诱发脑血管意外。

运动

春天是万物复苏的季节，人也要顺应自然的变化，走出家门，到郊外去踏青、散步、慢跑等，以助阳气生发。中国古代就有春天到郊外放风筝的娱乐活动。

注意事项

《寿亲养老新书》："高年之人，多有宿疾。春气所攻，则精神昏倦，宿患发动……若别无疾状，不须服药。常择和暖日，引侍尊亲于园亭楼阁虚敞之处，使放意登眺，用摅滞怀，以畅生气。时寻花木游赏，以快其意。不令孤坐独眠，自生郁闷。"

古人这个经验之谈，是提醒春季容易诱发慢性病，容易导致年长者情志抑郁。

2. 夏季养生

《素问·四气调神大论》说："夏三月，此谓蕃秀。天地气交，万物华实。夜卧早起，无厌于日。使志无怒，使华英成秀。使气得泄，若所爱在外。此夏气之应，养长之道也。逆之则伤心，秋为痎疟。奉收者少。"

《素问·阴阳应象大论》有"南方生热，热生火，火生苦，苦生心，心生血，血生脾。心主舌""喜伤心，恐胜喜；热伤气，寒胜热；苦伤气，咸胜苦"。

夏三月，是农历的四、五、六月；属火，对应心。苦是滋养心之味。

夏季养生要点——

起卧

夏天养生的要点，就是养阳，养长。夏季自然界万物都生长得很旺盛，人应该多借助自然界的阳气养生，就可以旺盛人体的阳气。夏季养生应当晚睡早起，要与太阳升起的时间保持一致。

饮食

苦味是心之味，但过苦反而使心火上升，因此夏天饮食上宜用清心泻火、清暑之物，如黄瓜、冬瓜、丝瓜、苦瓜、西瓜、香瓜、绿豆之类。饮食以清淡、少油腻、易消化为原则。

情志

心情应该舒展，才能促使心阳气长；心阳旺盛，才能促进全身的阳气生长；心阳旺盛，才能带动身体像自然界的万物一样茂盛地生长。

夏天热气升腾，容易造成心理上的烦躁，烦躁对心脏有害，因此要注意控制情绪。在情志上保持淡定、平静的心情，避免发怒，以免使阳气过盛，造成气血上冲，诱发高血压和脑出血类疾病。

运动

夏天"华英成秀"，自然界万物茂盛，人的精力旺盛、精神饱满，应当保持适当的运动，适当出汗，使人体内的阳热之气外散。夏天不能长时间待在空调房间里，以免阳气郁闭。应当在早晚天气凉爽时，进行室外运动锻炼。老年人运动可出小汗，勿出大汗。

注意事项

《寿亲养老新书》说："夏属火，主于长养。夏心气旺，心主火，味属苦，火能克金。金属肺，肺主辛。其饮食之味，当夏之时，宜减苦增辛，以养肺气。"

盛夏之月，既要注意防暑降温，又要防止过食寒凉伤胃，还要注意防止"空调病"，要注意室内温度与室外温差不能过大。

年长之人更应防止空调、电扇对人体的副作用，以免贪凉受病。也不宜开窗睡觉，以免虚邪贼风侵扰受病。

老年人大多节约成性，但小大之事要分辨。夏季食物容易变质，食用变质食物极易患病，不要因小失大。

3. 秋季养生

《素问·四气调神大论》说："秋三月，此谓容平。天气以急，地气以明。早卧早起，与鸡俱兴。使志安宁，以缓秋刑。收敛神气，使秋气平。无外其志，使肺气清。此秋气之应，养收之道也。逆之则伤肺，冬为飧泄。奉藏者少。"

《素问·阴阳应象大论》又说："西方生燥，燥生金，金生辛，辛生肺，肺生皮毛，皮毛生肾。肺主鼻。""忧伤肺，喜胜忧；热伤皮毛，寒胜热；辛伤皮毛，苦胜辛。"

秋三月，是农历的七、八、九月，属金，对应肺。辛是滋养肺之味。

秋季养生要点——

起卧

到了秋天，万物不再向上生长了，自然界的景象开始清肃。阳气开始收敛，阴气开始上升，进入"秋冬养阴"时节。养阴就是养收敛，收藏。秋天应该早睡早起，鸡鸣则起。

饮食

润燥是秋季饮食养生之大法。秋季干燥，对于内火较重者，易患口舌生疮、大便秘结之疾。秋季宜多食黄瓜、西红柿、芹菜、白萝卜、莲藕、蜂蜜、梨、香蕉、柿子、猕猴桃、甘蔗、荸荠、麦冬、百合、沙参等。

情志

秋天阴气开始上升，阳气开始收敛，人的情志也需有所收敛，保持安定，以舒缓秋天的劲疾。要做到精神内守，不急不躁，使肺气清肃而不上逆。

忧伤肺，自古文人多有悲秋之作，悲和忧也是秋季多生的情绪；但这种情绪过极会对人体造成伤害。因此，在秋季要有意识地从事使人欢喜的娱乐活动，喜可以抑制忧。

运动

秋高气爽，天气不热不寒，既是运动的好时机，又是人们出门旅游的好时机，但秋季运动不应出大汗，要注意开始收敛人体的阳气，为过冬储存能量。

注意事项

《寿亲养老新书》说："秋，肺气旺，肺属金，味属辛，金能克木。木属肝，肝主酸。当秋之时，其饮食之味，宜减辛增酸。"

"秋时思念往昔亲朋，动多伤感。季秋之后，水冷草枯，多发宿患，此时人子最宜承奉，晨昏体悉，举止看详。若颜色不乐，便须多方诱说，使役其心神，则忘其秋思。"

"其新登五谷，不宜与食，动人宿疾……计其所发之疾，预于未发以前，择其中和应病之药，预与服食，止其欲发。"

这里提出了老年人不宜食新米的观念。老年人脾胃弱，新米黏糯，不易消化。其他黏米类食物，也不宜为长者多食。老年人多有肺之疾病，初秋时，要防温燥；秋末时，要防凉燥；于未发之前既可食疗调养，也可药疗预防。

《臞仙神隐书》主张入秋宜食生地粥，以滋阴润燥。润其燥，是秋季饮食养生之大法。

4.冬季养生

《素问·四气调神大论》说："冬三月，此谓闭藏。水冰地坼，无扰乎阳。早卧晚起，必待日光。使志若伏若匿，若有私意。若已有得，去寒就温。无泄皮肤，使气亟夺。此冬气之应，养藏之道也。逆之则伤肾，春为痿厥。奉生者少。"

《素问·阴阳应象大论》曰："北方生寒，寒生水，水生咸，咸生肾，肾生骨髓，髓生肝。肾主耳。""恐伤肾，思胜恐；寒伤血，燥胜寒；咸伤血，甘胜咸。"

冬三月，指农历的十、十一、十二月，属水，对应肾。咸是滋养肾之味。

冬季养生要点——

起卧

冬季，自然界万物都潜藏了，阳气潜藏于内，称为闭藏。冬季养生注意不要扰乱人体的阳气，使阳气尽量潜藏。需要早卧晚起，待太阳升高后，才起床。

穿戴

冬季气温骤降，会使心血管病患者感到胸闷、气短、头晕、恶心和全身不适，可能会诱发心肌梗死和中风。冬季老年人一定要适时增减衣物，外出之时用围巾等物保护好脑后风池穴，以免感受风寒之邪，防止各种疾病的发生。

饮食

一般而言，在秋冬季节，尤其是寒冬，应防寒保暖，多吃温热之物及血肉有情之品，如羊肉、牛肉、鸡肉等。

比如当归生姜羊肉汤，不但适合于妇女，对于阳虚、血虚、气虚的老年人也是不错的冬季进补食疗方。而素体阴亏者，宜进食养阴滋液之品，如阿胶、龟肉、兔肉、鸭肉、猪肉、木耳、银耳。

冬季运动

冬季锻炼有其特殊的要求。对于老年人，必须待阳光普照，露、霜消尽后才可出门，不可空腹锻炼。衣服要穿暖，帽子要戴好，鞋子要保暖还必须防滑，等等。

老年人冬季运动不可出汗，身体感觉微热即可，不可在运动后脱衣散热。

冬令进补

冬季是闭藏的季节，也是中国人习惯的进补季节。冬季进补有其必要性和科学道理，但进补一定要针对自己的身体特质，对于阳虚者，在"冬至一阳生"之时，乘势给以养阳之药食；对于阴虚者，则宜在"夏至一阴生"之时，给予养阴之药食。这是养阳以配阴，滋阴涵阳的方法，可收事半功倍之效。

"虚者补之，实者泻之。"首先要知道自己是什么虚？是哪一脏虚？

滋补药大多黏腻，对脾胃常有碍，因此进补前要先将脾胃调理好，然后才能针对性地进补。中医避免"虚虚实实"的提醒，就是要认真辨证虚实，方可用药，方可对症进补。

冬季对应的是肾，肾属水，咸味滋养肾，冬季可以多吃一些海产品。肾是先天之本，人体的健康与否，与肾有非常紧密的关系。对于老年人而言，日常补肾可多食用黑色食物，如黑桑葚、黑芝麻、黑木耳、黑豆、海带、紫菜、黑枣等食物。当下流行的黑芝麻和核桃仁粉，是物美价廉的老年人的滋补食品，既可补肾，还对防治便秘有一定的疗效。

补肾的关键还是补脾胃，脾为后天之本，通过后天补先天，是正道。脾胃好，其他脏腑都能够及时得到营养物质的滋养。

注意事项

冬季，天寒地冻，尤其是骤冷天气，心脏压力剧增。

心为阳脏，为火脏，为阳之极；冬季为阴之极，为水脏，水克火，因此是心脏病、血管病多发季节，所以一定要注意保暖。特别是高龄、体弱、久病之人，要少出门，更不应早起早出门，应该在太阳高照的时候，于避风处晒太阳，晒后背以补阳。

二、子午流注与十二时辰保健

（一）子午流注学说

子午流注学说植根于经络学。"子午"代表十二地支，具有时辰、阴阳、方位等含义。一天十二时辰，用子午分昼夜，子时是夜半 11：00 ～ 1：00，午时是日中 11：00 ～ 1：00。

就一年来说，"子"是一年中农历的十一月，为冬至节气所在；"午"为农历五月，是夏至节气所在。

从阴阳变化来看，子时为阴盛极时，阴极生阳，是一阳初生的夜半，代表着阳气开始生长。午为阳盛之时，阳极生阴，是一阴初生的日中，代表着阴气开始生长。

"流注"是指人体的气血循行就像水流一样，在脉管中川流不息、循环输注。

子午流注学说的核心内容是，一天之内气血在不同的时辰流经到不同经络，血气应时而至为盛，血气过时而去为衰，这就造成不同的经络连接的脏腑，在不同的时辰值班当令。如果养生、治疗与人体气血周流的情况相配合，就会有更好的效果。

（二）子午流注学说与应时保健

1. 子时——23 点～1 点

"子"即"孳"，为万物繁茂的意思，此时胆经当令，胆气最旺。

"胆为中正之官，五脏六腑皆取决于胆。"胆气壮则邪不能侵，胆气虚则怯，不能决断，可见胆的重要性。这个时候阴气最重，务必睡眠，以保护初生的阳气。如果在这个时候娱乐或学习工作，常常是得不偿失，而且次日往往精神萎靡不振，长期如此会折寿。

2. 丑时——深夜 1 点～3 点

"丑"即"纽"，是用绳子捆住的意思，这个时候是肝经当令，肝经最旺。

"肝藏血"，人体处于清醒和运动的时候，血像潮水一般奔腾向前，川流不息。晚上处于睡眠状态时，血就回流于肝。肝对血起到过滤和清解血中毒素的作用，要使肝脏能够发挥解毒功能，人体就需要在这个时候休息，让血回流于肝，发挥肝藏血的作用。如果这个时候不能休息，时间长了，不但容易患肝的疾病，还会导致心、肺等其他脏器及血脉的功能失常。

3. 寅时——凌晨 3 点～ 5 点

"寅"即"演"，万物开始生长的意思，肺经当令。

此时肺的经气在脏腑中最旺，肺气开始调节和输布血液运行全身，是阳气上升的开端，是人体气血开始由静到动的转化。气血不足或阴不敛阳的体虚之人，在这个时候就容易早醒；而肺部有病者，在这个时候就容易出现咳嗽等症状。

此时由于阳气还处于微弱阶段，还不能起床劳作。

4. 卯时——早晨 5 点～ 7 点

"卯"即"茂"，万物茂盛的意思，大肠经当令。

这个时辰大肠经最旺，有利于排便。从健康养生的角度讲，7点以前起床后，先喝一杯温开水，再如厕排便，将体内隔夜的糟粕和毒素一起排泄出去，可得一天的神清气爽。

消化系统运行的良好状态是"更虚更实"，即当食入饮食时，胃是满的，肠是空的，晨起排便，有利于承接脾胃传递的食物精华。

对于高血压和心脑血管疾病患者，此时应当注意血压由低骤高产生的"晨峰高血压"风险，既要缓缓起床，还要避免快速坐起和下床，更要避免清晨起床后闭气用力排便。

据有关统计资料反映，患有高血压和心脑血管疾病的病人，在这个时间段出现意外的比例明显高于其他时间段，主要发生在骤然起床时和早晨大便时。

这些患者除需积极治疗高血压、心脑血管疾病外，还应积极治疗便秘。便秘问题解决后不但可减少意外风险，还有利于其他疾病的缓解和治愈。

5. 辰时——上午7点～9点

"辰"即"震"，万物震动生长的意思。此时胃经当令，胃气最旺。

这是用早餐的时间，由于胃肠经过一夜的休息，且肠道已经排空，整个消化系统处于对食物的渴望之时，是吸收消化能力最强的时间，因此在这个时间段不但要吃早餐，而且早餐应当是营养成分丰富的食品，以便为一天的工作积聚能量。

6. 巳时——上午9点～11点

"巳"即"己"，万物已成的意思。此时脾经最旺，是脾脏积极工作的时间。

中医认为脾是人体的气血生化之源，饮食入胃，经过胃、脾、胆、小肠、大肠等整个消化系统的提炼吸收，然后将提取的水谷精微归集到脾，通过脾的运化将各种营养素上奉于心、肺，传送于肝、肾，留一部分满足自身所需。脾为后天之本，保证脾的健运，是人体健康的根本，脾病则诸脏受损。

7. 午时——11点～13点

"午"即"仵",指万物已过极盛之时,又是阴阳相交的时候。此时为心经当令,心气最旺。

阳盛及阴,午时开始阴气升起,是一日之间天地气机转换的时间点。人体也要注意这种天地之气的转换,不扰天地有利自身健康。

"心为君主之官","心主神明",一上午的工作后出现了疲乏状态,需要休养生息,所以许多人在这个时间会觉得发困。有条件者,应当在这个时辰睡午觉,或抽空闭目养神。

心经当令,易造成心气过旺,这个时候有心脏病的人要当心。

8. 未时——13点～15点

"未"即"味",是万物已成有滋味。这个时辰是小肠经当令,小肠经最旺。

人体所需要的各种营养素,主要依靠小肠的运动来提取,小肠将从食物中消化提炼的水谷精微上输给脾,由脾输布四方;将提炼后的水源下输膀胱,由膀胱再提取剩余营养成分,然后膀胱将尿液排出体外;其他剩余物传送到大肠,经过大肠的最后提取,再将糟粕排出体外。这时候人体血液中营养成分最多,血黏度较高,多喝一些水有利于净化和保护血管。

9. 申时——15点～17点

"申"即"身",是万物初具形体的意思。此时膀胱经当令,膀胱经最旺。

膀胱是人体最大的排毒通道,如膀胱下利不通,会导致一系列的病毒现象。尤其是当身体发烧或感受热邪、湿邪、火邪等情况时，应当多喝温开水，增加排尿量，以导热外出，有利于病愈。

10. 酉时——17点～19点

"酉"即"鲍"，是万物十分成熟的意思。此时肾经当令，肾经最旺。

这个时候服用补肾的中药效果最好。肾是先天之根，肾与膀胱相表里，保持膀胱的排尿、排毒功能畅通，对于保护肾功能益处颇多。

肾是人体"元阴""元阳"所在，肾的特点是闭藏，不可妄泄。

对于求子的夫妇，在这个时间同房，从丈夫肾精充沛的角度讲，有益于受孕。

11. 戌时——19点～21点

"戌"即"灭"，指万物消灭归土，就是归于静。戌时心包经当令。
年长者在这个时间就应该睡觉了。

12. 亥时——21点～23点

"亥"即"核"，是万物成种子的意思。亥时由三焦经当令，三焦经最旺。

三焦是六腑中最大的腑，称为"决渎之官"具有通调全身气机和疏通水道的作用。亥时是人体阴阳处于阴气最盛的时候，最有利于睡眠，应当养成亥时上床睡觉的良好习惯，让人体各脏腑得到休养生息，既为次日积聚能量，还有益于慢性病的康复。

《黄帝内经》讲养生保健需要"和于术数""起居有常"，晚上7点到11点之间，就是应该睡觉的"术数"。

　　老年人由于本身阳气衰弱，阴气较盛，开始睡觉的时间应该在晚上 7 ～ 9 点。青年和壮年人，由于阳气充沛，可以适当延迟睡觉时间，但不应超过晚上 11 点，因为 11 点以后是胆经当令，一阳初生的时间，是万物开始苏醒进入生长的时间。

第四章 养生在于养习惯

"少成若天性，习惯成自然。""老小孩"也需要养成良好的生活习惯。

一个人如果能够在小儿时期就养成良好的习惯，将受益终身。从上学到工作，从家庭到社会，如果追忆往事，追忆同龄人不同的成就，往往能够看出儿时家庭给其留下的烙印。可以说儿时养成的习惯，影响着人的一生。

儿时的习惯，是他人帮助养成的，但老年时期的习惯，则要求我们主动去选择、学习，通过实践行动逐渐养成。

孔子说："七十而从心所欲，不逾矩。"关键是"不逾矩"。

"不逾矩"是指到了七十岁的时候，人对世间的各类规矩，已经了然于心，并且已经养成了自然遵守的习惯，因此言行举止可以随心所欲，可以成为楷模了。绝不是年老以后，可以和尚打伞——无法（发）无天。

老年人的生活有其特殊性，且随着年龄增长，需要注意的事情更多。老年人不得任性妄为，否则一不小心，就招惹上疾病，自身痛苦，还要害其小辈。

中医强调"不治已病治未病"，强调防病重于治病。是否能够少得病，是否能够不得病，是否能够防止小病变大病，最关键的不是吃多少滋补药膳，而是养成良好的生活习惯。善避虚邪贼风，不妄为妄作，七情无过无不及，不任性，自然能得到好的结果。

但谁也没有老过，怎么度过自己的老年生活，对于准备退休或养老的人来说都是陌生的。好在中华民族在几千年的历史中，产生了许许多多的仁贤之士、养生大家，他们给我们留下了许多有益的经验，供我们去学习、去践行、去发展。

一、睡觉

动物受伤以后，会爬到洞穴里去静养，这是天性使然。良好的睡眠对养生保健起着重要的作用。

1. 卧室

由于老年人自身的阳气衰弱，因此卧室适宜处于偏东南生气之位置，独房、独卧，静者神安也。卧室面积一般在 7 ～ 15 平方米，不宜大，大了室内阳气不足，尤其是冬天，更觉寒冷。

卧室内的家具尽可能少。一张床，床面的高低，在冬天铺好垫被时以坐在床沿上，双脚自然下垂，全脚底面能够足力接触地面为标准。太高了老年人下床不方便，容易跌倒；太低了地面潮气的熏蒸，及灰尘影响新鲜空气的吸收。

床宜略宽，不宜窄。老年人常因一些慢性病导致睡不安，常转侧，床窄了则增加从床上掉下来的危险。

2. 卧具

（1）被褥要软暖，还要防潮。老年独卧，被子也应与床相适应，被子的厚薄与季节的寒凉必相适应。老年人阳气不足，因此被褥的厚薄不可与年轻人一样。

原则是软暖，宁可暖勿凉，即使是夏天大热时节，也应盖毛巾被或薄被，以免后半夜天凉或天气骤变致病。

老年人大多偏瘦，因此作为垫被的褥子，宁厚勿薄。如果房屋和卧室处于底层或当地、当季比较潮湿时，被褥不但要勤晒，还应在作为垫被的褥底下面铺设隔潮的毡子。

《老老恒言·卷四·褥》："《南华经》曰：民湿寝则腰疾偏死。此非湿寝，然每夜如是，受湿亦甚，必致疾。" 老年人本身阳气不足，自身抵抗疾病的能力偏弱，风、寒、湿又是最容易侵扰人体的致病因素，尤其是晚上睡觉之地如潮湿，或被褥潮湿，就容易染病。

《老老恒言·卷四·被》有药疗被："有摘玫瑰花囊被，去蒂晒干，先将丝瓜老存筋者，剪开搋软作片，约需数十，以线联络，花铺其上，纱制被囊之，密针行如麂眼方块式。乍凉时覆体最佳。玫瑰花能养血疏肺气，得微暖，香弥甚。丝瓜性清寒，可解热毒。二物本不甚贵，寻常犹属能办。"这是一种可以借鉴的方法。

（2）枕头。《老老恒言·卷四·枕》："《释名》云：枕，检也，所以检项也。太低则项垂，阳气不达，未免头目昏眩；太高则项屈，或致作酸，不能转动。酌高下尺寸，令侧卧恰与肩平，及仰卧亦觉安舒。"

《显道经》曰："枕高肝缩，枕下肺塞，以四寸为平枕。"

一般人侧卧时肩与头的距离10厘米左右，因此枕头的高低应该在 10 厘米左右为好。

头为诸阳之首，自古以来就有用药枕治病的方法，如菊花枕、丁公枕是常用的治疗失眠的药枕，可以按方制作。还可以根据自己的需要，配置相应的中药制成药枕。

《老老恒言·卷四·枕》："囊枕之物，乃制枕之要。菉豆皮可清热，微嫌质重；茶叶可除烦，恐易成末；惟通草为佳妙，轻松和软，不蔽耳聪。《千金方》云：半醉酒，独自宿，软枕头，暖盖足，能息心，自暝目。枕头软者甚多，尽善无弊，殆莫过通草。"

如果有头风病，可以用菊花做枕。菊花香气，可清头目，但要防止生虫。

（3）睡觉时头的方向。《老老恒言·卷一·安寝》："《记·玉藻》曰：寝恒东首。谓顺生气而卧也。"

注文：

> 睡觉的方向是头向东，因为古人认为太阳升于东方，自然之气是由东方升起的，头向东，顺应自然生气也。

《玉洞要略》曰："伸足卧，一身俱暖。试之极验。"

《续博物志》云："卧欲足缩是也，至冬夜愈屈缩则愈冷。"

3. 睡觉时注意事项

（1）睡觉时不要说话。《玉笥要览》曰："卧须闭口，则元气不出，邪气不入。"

养生家谓多言伤气，平时亦宜少言，何况寝时？就寝即灭灯，目不外眩，则神守其舍。

（2）不要蒙头。《摄生要论》曰："冬宜冻脑。"又曰："卧不覆首。"

注文：

人体在睡眠时间，腹中的废气，体内的一些糟粕，也从毛孔中排出，这些污浊之气在被子里，又被鼻腔、口腔吸入体内，对身体害处甚大，故应避免覆头蒙被的不良习惯。

（3）小心夏季着凉。现在条件好了，夏天使用空调、电扇降温的多了，这种环境对老年人并不是非常适宜的。白天在这种环境中，要知道自己身体的亏虚，穿衣服不能以年轻人为标准。尤其是老年人睡觉的时候，不能长期使用空调或电扇降温，以免寒邪、风邪侵入人体。

4. 卧室的通风换气

中医有"开鬼门，洁净府"之说，是指通过发汗，可以排出人体的邪气。因此我们也可以认为，人体内的一些微小的废物，是可以通过人体汗腺排出的，还有肺的吐故纳新，置换出来的人体的废气，都会导致室内空气混浊。

我们可以感觉到早上起床时，室内的空气或多或少有混浊不洁之味，这就需要开窗、开门通风换气。尤其是一些体味重的老人，更应当坚持通风换气。此事应作为养生习惯而坚持。

老年人在开窗通风以前，务必先穿好衣服，做好保暖工作，以免打开窗户时突然感受贼风患病。

开窗通风的时间最好在上午的 7 ～ 8 点。除冬天外，其他季节在临睡觉前也开窗通风半小时则更好。

5. 入睡时间

根据《素问·四气调神大论》四季养生理论，春夏养阳，需要适当晚睡，有利于延长阳气生发的时间，有利于养阳气；秋冬养阴，因此要早卧，以便有更多的时间养人体之阴气。根据子午流注学说，非特殊情况，人应当在晚上 9 点至 11 点之间上床睡觉。

晚上 11 点至 1 点，是胆经当令，是一阳初生的时间。因此超过了 11 点，阳气开始生发，阴气不能敛阳，就会增加入睡的困难。老年人大多阳气不足，阴气有余，所以入睡的时间就应当更早些。

建议 70 岁以下的老年人，在晚上 10 点前入睡；70 ～ 75 岁的老年人，睡眠时间宜在 9 点前；75 ～ 80 岁的老年人，可以在 8 点左右入睡；而 80 岁以上的高龄老人上床入睡的时间，应该在 7 点左右。

人的体质千变万化，到底什么时候上床睡觉，尚需根据自身的特点确定，一旦自己选择到适宜的时间后，应当坚持，待养成习惯形成生物钟，每当到了这个时间点，人就自然想睡觉了。良好的生活习惯，是很好的养生方法。养成按时入睡，到点起床的生活习惯，就符合"起居有常"的养生之道了。

6. 起床时间

《素问·四气调神大论》有：春季，"夜卧早起"；夏季，"夜卧早起"；秋季，"早卧早起"；冬季，"早卧晚起"。

《寒山子》曰："早起不在鸡鸣前。盖寅时初刻，为肺生气之始，正宜酣睡，至卯气入大肠，方可起身。"

《老老恒言·卷一·晨兴》云："老年人往往天未明而枕上已醒，凡脏腑有不安处，骨节有酸痛处，必于此生气时觉之。先以卧功，次第行数遍（卧功见二卷导引内），反侧至再。俟日色到窗，方可徐徐而起，乍起慎勿即出户外，即开窗牖。"

注解：

先以卧功，是指老年人醒来后，先进行适于卧床锻炼的养生术，如按摩涌泉穴、足三里、腹部，叩齿等。

老年人无论春夏秋冬，必待"日色到窗，方可徐徐而起"，起来以后不能马上开窗开门，以免感受寒邪染病。

朝露、雾霾，容易使人感受湿邪得病。而冬季更是不能早出门，冬季天气寒冷，对于患有心脏病、高血压等疾病的老年人危险性比其他季节大。

"头为诸阳之会"，头部如果受到风、寒、湿邪侵犯，会使人体的整个阳气受到损害。因此，冬季老年人在室外活动时应该戴好帽子，围好围巾，将头部和后脑的风池穴位保护好，以防受风感冒。

7.《老老恒言·卷一·昼卧》说午睡

"午后坐久微倦，不可便榻即眠，必就卧室安枕移时，或醒或寐，任其自然，欲起即起，不须留恋。

"三伏时或眠便榻，另设帐，窗户俱必密闭。冬月昼卧，当以薄被覆其下体，此时微阳潜长，必温暖以养之……长夏昼卧，醒后即进热饮，以助阳气，如得微汗亦妙……首为阳，不可令热。

"坐而假寐，醒时弥觉神清气爽，较之就枕而卧，更为受益。

"每日时至午，阳气渐消，少息所以养阳；时至子，阳气渐长，熟睡所以养阴。"

二、饮食

（一）饮食养生

1. 五味、五脏与相生相克

孙思邈说："春少酸增甘，夏少苦增辛，秋少辛增酸，冬少咸增苦，四季少甘增咸。"

《道德经》曰："五味令人口爽。"爽，失也，胃口失正味也。不若次第分顿食之，乃能各得其味，适于口，亦适于胃。

《卫生录》曰："春不食肝，夏不食心，秋不食肺，冬不食肾，四季不食脾。"

《抱朴子》曰："酸多伤脾，苦多伤肺，辛多伤肝，咸多伤心，甘多伤肾。此五味克五脏，乃五行自然之理也。凡言伤者，当时特未遽觉耳。"

注解：

多，是指超过正常需要。五味养五脏，五脏又有相生相克之道。酸味是肝之味，春季是肝旺之季，肝气已旺，如再食酸，就会使肝旺过度，导致肝对脾的克制超过限度，使脾受病。因此，在春季为避免肝对脾的克伐过度，当少食酸味，增补甘味护脾。其他各季的饮食滋味，依此类推。

2. 饮食有节

《老老恒言·卷一·饮食》说："凡食总以少为有益，脾易磨运，乃化精液，否则极补之物，多食反至受伤，故曰少食以安脾也。"

《抱朴子》曰："食欲数而少，不欲顿而多。"

注解：

老年人脏腑功能衰弱，脾胃虚弱，因此调理脾胃，节制饮食当为养生保健之关键；而节制饮食、少食多餐、味宜清淡，是饮食养生的基本要求。

3. 注意饮食冷热

《抱朴子》曰："热食伤骨，冷食伤肺，热勿灼唇，冷勿冰齿。"又曰："冷热并陈，宜先食热，后食冷。"

《内经》曰："味厚为阴，薄为阳，厚则泄，薄则通。"

《华佗食论》曰："食物有三化，一火化，烂煮也；一口化，细嚼也；一腹化，入胃自化也。"

东坡云："齿性便苦，如食甘甜物，更当漱，每见年未及迈，齿即缺落者，乃甘味留齿，渐至生虫作蠹。"

注解：

吃完甜食要及时漱口，以免蛀牙、坏齿；养成临睡前刷牙的习惯很重要。

4. 食粥的好处

《老老恒言》有："每日空腹，食淡粥一瓯，能推陈出新，生津快胃，所益非细。如杂以甘咸之物，即等寻常饮食。

"病中食粥，宜淡食，清火利水，能使五脏安和，确有明验，患泄泻者尤验。"

陆游的《食粥》云："世人个个学长年，不悟长年在目前。我得宛丘平易法，只将食粥致神仙。"

5.《老老恒言》论食材

"《本草》谓煮饭以陈廪米为补益，秋谷初成，老年食之，动气发病。愚意胃弱难化则有之，滋润香甘，莫如新粒，不妨酌宜而食，微炒则松而易化，兼开胃。

"煮粥用新米，香甘快胃……按《本草》煮粥之方甚多，大抵以米和莲肉为第一，其次芡实、薏苡仁俱佳。

"煮饭勿以水多而减，煮粥勿以水少而添，方得粥饭正味。

"酒固老年所宜，但少时伤于酒，老必戒，既素不病酒，黄昏后亦不宜饮，惟宜午后饮之，借以宣导血脉。古人饮酒，每在食后。

"米酒为佳，曲酒次之，俱取陈窖多年者，烧酒纯阳，消烁真阴，当戒。"

6. 三餐时间

早餐时间，最好在 7 点至 9 点之间。这个时间是胃经当令，人体消化系统处于饥饿状态，对饮食的渴望使其对入胃的食物欢迎有加，因此这个时间是人体一天中消化吸收能力最旺盛的时间。"早上吃好，中午吃饱，晚上吃少"是很科学的民间总结。

午餐时间，一般都是在中午 12 点前。午餐既要补充上午消耗的能量，还要保证下午需要的营养，因此要吃到八分饱。中午吃饱，但不要吃过量。

晚餐的时间，应早于上床睡觉前 2 小时。晚餐要吃一些容易消化的食物，并且六七分饱即可，不可多吃，否则"胃不和，则卧不安"。

老年人须坚持少食多餐，在两餐之间可适当增加一些助餐。

（二）老年人饮食原则

1. 烹调方法宜用蒸、煮、炖，少油、少盐。

2. 多吃富含纤维素的食物，对防止便秘有好处。

3. 多吃补肾的黑色食物，如黑芝麻、黑木耳、黑豆、海带、紫菜、核桃仁等食物。"肾为先天之本"，到了老年阶段，肾的先天之精已所剩无多，当备加珍惜。要有意识地多吃一些性平的补肾食物，以后天补先天；少用药物滋补方法，更应慎用鹿茸类峻补物品。

4. 少食或忌食黏腻、生冷食物，以免伤脾胃。

"脾胃为后天之本"，老年人尤其是高龄老人，要特别注意脾胃的调理。如果脾胃坏了，小病也难以治愈。保护脾胃，大寒、大热之物都应当少用；过烫、过冷，过硬、过黏的食物，都是老年人不适宜的。

5. 中国人的人种基因，适合多吃素，少吃荤，但诸事皆不可偏颇，少吃不等于不吃，长期不吃荤菜，对人体健康不利。老年人还是要坚持食用适量的脂肪含量相对较低，蛋白质含量较高的鱼、羊肉、牛肉、鸭蛋、鸡蛋等食物。

6. 老年人或多或少有陈年痼疾，可以有针对性地选择食疗方法。中医认为食疗优先于药疗，食疗养生有利无弊；但要坚持，不可着急，食疗纠偏当缓缓图之。

三、二便

1.《老老恒言·卷四·便器》

孙思邈曰："忍大便，成气痔。"况忍愈久，便愈难，便时必至努力，反足伤气。"忍小便，膝冷成痹。"总之，养生之道，惟贵自然，不可纤毫着意，知此思过半矣。"

东坡《养身杂记》云："要长生，小便清；要长活，小便洁。"

"膀胱为肾之府，有下口，无上口，以气渗入而化，入气不化，则水归大肠，为泄泻。""欲溺即溺，不可忍，亦不可努力。愈努力则愈数而少，肾气窒塞，或致癃闭。""大便溏泄，其色或淡白，或深黄，亦寒热之辨。黑如膏者，则脾败矣，是当随时体察。""小便太清而频，则多寒；太赤而短，则多热。赤而浊，着地少顷，色如米泔者，则热甚矣。"

《黄庭经》曰："物有自然事不烦，垂拱无为心自安。"

《卫生经》曰："欲实脾，必疏膀胱。愚谓利水固可实脾，然亦有水利而脾不实者，惟脾实则水无不利……"

《元关真谛》曰："每卧时，舌抵腭，目视顶，提缩谷道，即咽津一口，行数次然后卧，可愈频溺。"

《内经》曰："通调水道。"言通必言调者。

2. 防止二便疾病

《老老恒言·卷四·便器》曰："愚谓食少化速，则清浊易分，一也；

"薄滋味，无粘腻，则渗泄不滞，二也；

"食久然后饮，胃空虚则水不归脾，气达膀胱，三也；

"且饮必待渴，乘微燥以清化源，则水以济火，下输倍捷，四也。

"所谓通调之道，如是而已。如是犹不通调，则为病，然病能如是通调，亦以渐可愈。"

《千金翼方·养性·养老大》说："人年五十以去，皆大便不利，或常苦下痢。有斯二疾，常须预防。若秘涩，则宜数食葵菜等冷滑之物。如其下痢，宜与姜、韭温热之菜。所以老人于四时之中，常宜温食，不得轻之。"

3. 心脑血管病患者注意排便风险

有心脑血管疾病的老年患者，用力排便时可诱发冠心病、脑出血或脑梗死。特别是对于有便秘的患者，如果解便时太用力，会使血压骤升、心脏负担突然急剧增加，此时易发生意外。

因此，那些排便不畅的老人平时应多吃蔬菜、水果，适量运动，以保持大便通畅，防止便秘。

四、《老老恒言》关于衣着的记载

《内经》曰："智者之养生也，必顺四时而适寒暑。"衣可加即加，勿以薄寒而少耐；食可置即置，勿以悦口而少贪。

《济生编》曰："衣不嫌过，食不嫌不及。春冰未泮，下体宁过于暖，上体无妨略减，所以养阳之生气；棉衣不可顿加，少暖又须暂脱。"

《省心》曰："食但慊其心所欲，心欲淡泊，虽肥浓亦不悦口。衣但安其体所习，鲜衣华服，与体不相习，举动便觉乖宜。所以食取称意，衣取适体，即是养生之妙药。"

《袜》曰："袜内将木瓜曝研，和絮装入，治腿转筋。再则袜底先铺薄絮，以花椒、肉桂研末渗入，然后缉就，乍寒时即穿之，可预杜冻疮作患。"

《鞋》说："鞋取宽紧恰当，惟行远道，紧则便而捷。老年家居宜宽，使足与鞋相忘，方能稳适，《南华经》所谓'忘足履之适'也。"

《内经》曰："阴脉集于足下，而聚于足心。谓经脉之行，三阴皆起于足。所以盛夏即穿厚袜，亦非热不可耐，此其验也。故两足四时宜暖。"

五、锻炼

1. 日晒

《老老恒言·卷一·晨兴》："《列子》所谓负日之暄也，脊梁得有微暖，能使遍体和畅，日为太阳之精，其光壮人阳气，极为补益，过午阴气渐长，日光减暖，久坐非宜。"

说明：

　　本段文字推崇晒太阳的养生方法，指出这样有助于补充人体阳气。

2.《老老恒言·卷一·散步》

"坐久则络脉滞，居常无所事，即于室内，时时缓步。盘旋数十匝，使筋骸活动，络脉乃得流通。习之既久，步可渐至千百，兼增足力。步主筋，步则筋舒而四肢健，懒步则筋挛，筋挛日益加懒。

"欲步先起立，振衣定息……然后从容展步，则精神足力，倍加爽健。《荀子》曰：安燕而气血不惰。此之谓也。饭后食物停胃，必缓行数百步，散其气以输于脾，则磨胃而易腐化……

"《琅嬛记》曰：古之老人，饭后必散步，欲摇动其身以消食也。

"散步者，散而不拘之谓，且行且立，且立且行，须得一种闲暇自如之态。卢纶诗'白云流水如闲步'是也。

"《南华经》曰：水之性不杂则清，郁闭而不流，亦不能清，此养神之道也，散步所以养神。

"偶尔步欲少远，须自揣足力，毋勉强……春探梅，秋访菊，最是雅事……所戒者，乘兴纵步，一时客气为主，相忘疲困，坐定始觉受伤，悔已无及。"

"流水不腐，户枢不蠹。"运动能够减缓衰老是肯定的，老年人能动一定要动，有条件的可以选择练太极拳、八段锦等，但是做这些运动最好有一定的氛围或场所，否则不易长久坚持。最适合老年人的还是散步，不受条件限制，二三人同行也好，独自散步也宜。

一般来说，成人建议日散步 6000 步。老年人可根据自身情况而定，有能力多行，力乏者少行，以不累为好。

寒冷天气，晨露未干，雨天路滑，皆不宜出行。冬天有冰的地方更应该禁行。感觉脚力不足者，应当持拐杖而行，以免发生摔倒意外。

六、防病

1.《老老恒言·卷一·盥洗》

"养生家言发宜多栉，不宜多洗。当风而沐，恐患头风。至年老发稀，沐似可废。

"洗面水不嫌过热，热则能行血气，冷则气滞，令人面无光泽；夏月井水阴寒，洗手亦恐手战，寒透骨也。

"浴必开发毛孔，遍及于体，如屡屡开发之，令人耗真气。

"谚云：多梳头，少洗浴。盛夏亦须隔三四日，方可具浴，浴后阳气上腾，必洗面以宣畅其气，进饮食，眠少顷而起，至浴时易冒风邪，必于密室。

"浴罢急穿衣，衣必加暖，如少觉冷，恐即成感冒。浴后当风，腠理开，风易感，感而即发，仅在皮毛，则为寒热，积久入里，患甚大，故风本宜避，浴后尤宜避。"

"《四时调摄论》曰：饥忌浴。谓腹虚不可复令耗气耳。"

2. 慎避风邪

中医养生学认为邪气是疾病损正伤身的触发因素，因此强调避邪安正。

在诸多邪气中，特别要注意对风邪的避忌，正所谓"圣人避风，如避矢石"。中医学认为"风为百病之长"，多种邪气，尤其是六淫外邪，总是依附于风邪而侵犯人体。风邪又常常伤人于不知不觉中，容易为人所忽视。因此，即使对于细细微风，也要特别加以重视，免受"贼风"而损害健康。

3. 不妄作劳

（1）饱食后不得急行，急行则气逆，不但食物难化，且致壅塞。《内经》所谓"浊气在上，则生䐜胀"。饥不得大呼大叫，腹空则气既怯，而复竭之，必伤肺胃。五脏皆禀气于胃，诸气皆属于肺也。

（2）《老老恒言》说："三冬天气闭，血气伏，如作劳出汗，阳气渗泄，无以为来春发生之本，此乃致病之原也。春秋时大汗，勿遽脱衣。汗止又须即易，湿气侵肤亦足为累。

"石上日色晒热，不可坐，恐发臀疮，坐冷石恐患疝气。

"汗衣勿日曝，恐身长汗斑。酒后忌饮茶，恐脾成酒积。

"耳冻勿火烘，烘即生疮。目昏勿洗浴，洗浴必添障。"

《内经》曰："久视伤血，久卧伤气，久坐伤肉，久立伤骨，久行伤筋。"

4.《老老恒言·卷二·慎药》

"老年偶患微疾，加意调停饮食，就食物中之当病者食之。食亦宜少，使腹常空虚，则经络易于转运，元气渐复，微邪自退，乃第一要诀……故有谓治已病，不若治未病。愚谓以方药治未病，不若以起居饮食调摄于未病。

"凡感风感寒暑，当时非必遽病……身之受风受寒暑，未有不自知，病虽未现，即衣暖饮热，令有微汗，邪亦可从汗解。

"凡病必先自己体察，因其自现之证，原其致病之由……所以医者在乎问之详，更在病者告之周也。

"《内经》曰：胃阳弱而百病生，脾阴足而万邪息，脾胃乃后天之本，老年更以调脾胃为切要。病中食粥，宜淡食，清火利水，能使五脏安和，确有明验，患泄泻者尤验。

说明： 防病重于治病，小病、病之初，宜食疗，慎药疗。

七、老年禁忌

1.《千金翼方》说老年禁忌

（1）"养老之道，无作搏戏强用气力，无举重，无疾行，无喜怒，无极视，无极听，无大用意，无大思虑，无吁嗟，无叫唤，无吟讫，无歌啸，无嗥啼，无悲愁，无哀恸，无庆吊，无接对宾客，无预局席，无饮兴。能如此者，可无病。长寿斯必不惑也。"

（2）"故养老之要，耳无妄听，口无妄言，心无妄念，此皆有益老人也……又老人之道，常念善无念恶。"

（3）"夫善养老者，非其书勿读，非其声勿听，非其务勿行，非其食勿食。非其食者，所谓猪、豚、鸡、鱼、蒜、脍、生肉、生菜、白酒、大醋、大咸也，常学淡食。至如黄米、小豆，此等非老者所宜食，故必忌之。常宜轻清甜淡之物，大小麦面粳米等为佳。又忌强用力咬啮坚硬脯肉，反致折齿破龈之弊。"

（4）"一日之忌者，暮无饱食；一月之忌者，暮无大醉；一岁之忌者，暮须远内；终身之忌者，暮常护气。夜饱损一日之寿，夜醉损一月之寿，一接损一岁之寿，慎之！"

说明：

　　忌饮食无度，忌酗酒，忌房事不节；晚餐不可吃得太饱，喝酒要到微醺，不可大醉；强调"饮食有节，不妄作劳"，房事过度会折寿。

2.《寿亲养老新书·戒忌保护第七》强调 21 种禁忌

"尊年之人，一遭大惊，便至冒昧，因生余疾。凡丧葬凶祸，不可令吊。

疾病危困，不可令惊。

悲哀忧愁，不可令人预报。

秽恶臭败，不可令食。

黏硬毒物，不可令餐。

敝漏卑湿，不可令居。

辛风暴寒，不可令冒。

烦暑燠热，不可令中。

动作行步，不可令劳。

暮夜之食，不可令饱。

阴雾晦暝，不可令饥。

假借鞍马，不可令乘。

偏僻药饵，不可令服。

废宅欹宇，不可令入。

坟园荒墓，不可令游。

危险之地，不可令行。

涧渊之水，不可令渡。

暗昧之室，不可令孤。

凶祸远报，不可令知。

轻薄婢使，不可令亲。

家缘冗事，不可令管。

人子悉意深虑，过为之防，稍有不便于老人者，皆宜忌之，以保长年。

八、宽心养老——《宽心谣》

日出东海落西山，愁也一天喜也一天。

遇事不钻牛角尖，人也舒坦心也舒坦。

每月领取养老钱，多也喜欢少也喜欢。

少荤多素日三餐，粗也香甜细也香甜。

新旧衣服不挑拣，好也御寒赖也御寒。

常与知己聊聊天，古也谈谈今也谈谈。

内孙外孙同样看，儿也心欢女也心欢。

全家老少互慰勉，贫也相安富也相安。

早晚操劳勤锻炼，忙也乐观闲也乐观。

心宽体健养天年，不是神仙胜似神仙。

《宽心谣》这个歌谣，有说是赵朴初先生所作，也有说是民间人士假借名人作托，但无论是赵朴初先生所作，还是假借赵先生大名所托，其作品所说的道理不错，因此即使不是赵朴初老先生所作，也是上智觉悟老人所作。

歌谣的内容对老年人的行为、精神具有积极的引导意义，对家庭和睦及社会安定有着积极的作用，因此推荐于此，供大家品味和感悟。

第五章

佛质及佛质分类

体质分类标准概说

体质，是禀赋于先天、长养于后天，在生长、发育过程中所形成的形态结构、生理功能和心理状态等与自然、社会相适应的人体个性特征。

体质，包含"形"和"神"两个方面，形神合一就是生命，形神和谐就是健康；反之，形神不和就是疾病，形神分离导致生命离决。

体质的形成，主要有先天因素和后天因素两个方面：

先天因素，是指小儿出生以前在母体内所禀赋的一切特征，是人体体质强弱的前提条件。父母体质的强弱，导致子代禀赋有厚薄之分。

后天因素，可分为机体内在因素和外界因素，前者包括性别、年龄、心理因素等，后者包括自然环境因素和社会环境因素。

由于体质的后天可改变性，因此养生保健就有其积极的实用价值，我们可以通过后天的调养，改变和克服不良体质，使其向积极、健康的方向发展。

体质养生原则就是要顺应体质的稳定性，通过积极科学的作为，优化体质的相对属性。

一、中医体质分类与判定

从《黄帝内经》中就可以看到先人对人体体质特性的研究，也可以看到在当时已经形成了一定的分类特点，如阴阳五行分类法、脏腑分类法，但标准尚不统一。

2009 年，中华中医药学会正式发布了《中医体质分类与判定》，对体质分类进行了统一，确定了 9 种基本类型，并附有中医体质分类与判定表。

《中医体质分类与判定》标准，是我国第一部指导和规范中医体质研究及应用的文件，旨在为体质辨识及与中医体质相关疾病的防治、养生保健、健康管理提供依据，使体质分类科学化、规范化。

该标准将体质分为平和质、气虚质、阳虚质、阴虚质、痰湿质、湿热质、血瘀质、气郁质、特禀质 9 个类型，并明确了每个类型的总体特征、形体特征、常见表现、心理特征、发病倾向、对外界环境适应能力等六大方面判定标准，具体如下。

1. 平和质（A 型）

总体特征：阴阳气血调和，以体态适中、面色红润、精力充沛等为主要特征。

形体特征：体形匀称健壮。

常见表现：面色、肤色润泽，头发稠密有光泽，目光有神，鼻色明润，嗅觉通利，唇色红润；不易疲劳，精力充沛，耐受寒热，睡眠良好，胃纳佳，二便正常，舌色淡红，苔薄白，脉和缓有力。

心理特征：性格随和开朗。

发病倾向：平素患病较少。

对外界环境适应能力：对自然环境和社会环境适应能力较强。

2. 气虚质（B型）

总体特征：元气不足，以疲乏、气短、自汗等气虚表现为主要特征。

形体特征：肌肉松软不实。

常见表现：平素语音低弱，气短懒言，容易疲乏，精神不振，易出汗，舌淡红，舌边有齿痕，脉弱。

心理特征：性格内向，不喜冒险。

发病倾向：易患感冒、内脏下垂等病；病后康复缓慢。

对外界环境适应能力：不耐受风、寒、暑、湿邪。

3. 阳虚质（C型）

总体特征：阳气不足，以畏寒怕冷、手足不温等虚寒表现为主要特征。

形体特征：肌肉松软不实。

常见表现：平素畏冷，手足不温，喜热饮食，精神不振，舌淡胖嫩，脉沉迟。

心理特征：性格多沉静、内向。

发病倾向：易患痰饮、肿胀、泄泻等病；感邪易从寒化。

对外界环境适应能力：耐夏不耐冬；易感风、寒、湿邪。

4. 阴虚质（D型）

总体特征：阴液亏少，以口燥咽干、手足心热等虚热表现为主要特征。

形体特征：体形偏瘦。

常见表现：手足心热，口燥咽干，鼻微干，喜冷饮，大便干燥，舌红少津，脉细数。

心理特征：性情急躁，外向好动，活泼。

发病倾向：易患虚劳、失精、不寐等病；感邪易从热化。

对外界环境适应能力：耐冬不耐夏；不耐受暑、热、燥邪。

5. 痰湿质（E型）

总体特征：痰湿凝聚，以形体肥胖、腹部肥满、口黏苔腻等痰湿表现为主要特征。

形体特征：体形肥胖，腹部肥满松软。

常见表现：面部皮肤油脂较多，多汗且黏，胸闷，痰多，口黏腻或甜，喜食肥甘甜黏，苔腻，脉滑。

心理特征：性格偏温和、稳重，多善于忍耐。

发病倾向：易患消渴、中风、胸痹等病。

对外界环境适应能力：对梅雨季节及湿重环境适应能力差。

6. 湿热质（F型）

总体特征：湿热内蕴，以面垢油光、口苦、苔黄腻等湿热表现为主要特征。

形体特征：形体中等或偏瘦。

常见表现：面垢油光，易生痤疮，口苦口干，身重困倦，大便黏滞不畅或燥结，小便短黄，男性易阴囊潮湿，女性易带下增多，舌质偏红，苔黄腻，脉滑数。

心理特征：容易心烦急躁。

发病倾向：易患疮疖、黄疸、热淋等病。

对外界环境适应能力：对夏末秋初湿热气候，湿重或气温偏高环境较难适应。

7. 血瘀质（G 型）

总体特征：血行不畅，以肤色晦黯、舌质紫黯等血瘀表现为主要特征。

形体特征：胖瘦均见。

常见表现：肤色晦黯，色素沉着，容易出现瘀斑，口唇黯淡，舌黯或有瘀点，舌下络脉紫黯或增粗，脉涩。

心理特征：易烦，健忘。

发病倾向：易患癥瘕及痛证、血证等。

对外界环境适应能力：不耐受寒邪。

8. 气郁质（H 型）

总体特征：气机郁滞，以神情抑郁、忧虑脆弱等气郁表现为主要特征。

形体特征：形体瘦者为多。

常见表现：神情抑郁，情感脆弱，烦闷不乐，舌淡红，苔薄白，脉弦。

心理特征：性格内向不稳定、敏感多虑。

发病倾向：易患脏躁、梅核气、百合病及郁证等。

对外界环境适应能力：对精神刺激适应能力较差；不适应阴雨天气。

9. 特禀质（I 型）

总体特征：先天失常，以生理缺陷、过敏反应等为主要特征。

形体特征：过敏体质者一般无特殊；先天禀赋异常者或有畸形，或有生理缺陷。

常见表现：过敏体质者常见哮喘、风团、咽痒、鼻塞、喷嚏等；患遗传性疾病者有垂直遗传、先天性、家族性特征；患胎传性疾病者具有母体影响胎儿个体生长发育及相关疾病特征。

心理特征：随禀质不同情况各异。

发病倾向：过敏体质者易患哮喘、荨麻疹、花粉症及药物过敏等；遗传性疾病如血友病、先天愚型等；胎传性疾病如五迟（立迟、行迟、发迟、齿迟和语迟）、五软（头软、项软、手足软、肌肉软、口软）解颅、胎惊等。

对外界环境适应能力：适应能力差，如过敏体质者对易致过敏季节适应能力差，易引发宿疾。

实际上真正单纯归属于某类体质的人很少，往往是两种或多种体质属性兼有，而仅是某类属性比较突出而已。因此，关注自己的体质，不但要了解自己归属于某类体质，还应当关注接近的兼类。

二、特禀质——过敏性体质

1. 特禀质主要特征

由于禀赋不足或禀赋遗传等因素造成的特殊体质，包括易过敏与先天疾病、缺陷。特禀体质过敏后常有鼻塞、流鼻涕或流眼泪等现象；皮肤被抓一下，就会出现明显的抓痕，或者周边皮肤一片红；出现腹痛、恶心、呕吐、腹泻等症状。

主要表现：常见哮喘、风团、咽痒、鼻塞、打喷嚏等。患遗传性疾病，具有垂直传递、先天性、家族性特征。

过敏性体质者，先天禀赋不足，适应能力差，如过敏体质对易至过敏性季节适应能力差，易引发宿疾。

2. 常见的过敏物

食物有牛奶、鱼、虾、肉、蛋、某些豆子和干果，因这些食物中含有丰富的蛋白质。

常见的过敏药物有青霉素、阿司匹林、巴比妥类、某些抗抑郁药、疫苗等，或食用了某些被药物污染的食物，引起过敏性反应。

过敏环境成分：如空气中的某些花粉、柳絮、尘螨；农田的农药挥发物，或冷空气被吸入鼻腔刺激呼吸道黏膜，引起强烈的刺激、流涕、咳喘等。

皮肤接触致过敏物：某些内衣纤维材料和刺激性的化妆品；各种射线，包括过强的阳光中的紫外线照射。

3. 过敏体质者易患疾病

（1）变应性鼻炎（过敏性鼻炎）。常年或者季节性发作，每天阵发性打喷嚏。

（2）哮喘。过敏原包括尘埃、花粉、动物毛发、衣物纤维等。

（3）荨麻疹和湿疹。过敏体质者容易患顽固湿疹、过敏性紫癜、牛皮癣等。

4. 过敏体质的饮食宜忌

（1）宜

过敏体质者应避免食用致敏食物，饮食以清淡为主，忌食生冷、辛辣、肥甘厚腻之品，多吃一些益气固表的食物，如人参、防风、黄芪、山药、太子参、糯米、羊肚、燕麦、红枣、燕窝、泥鳅。最好常吃糙米和蔬菜。

（2）忌

①荞麦类食物。因其含有致敏物质荞麦荧光素，食用后容易引起过敏性反应，如打喷嚏、流眼泪、咳嗽等。

②牛肉。有的过敏性体质吃牛肉容易引起过敏反应，反应时出现皮肤瘙痒、红疹、荨麻疹等。

③狗肉。狗肉在生活中是比较常见的发物，吃狗肉过敏表现为皮肤过敏，在盆骨、大腿和腋窝处出现小红疙瘩。

④鹅肉。鹅肉是典型的发物，对于过敏体质的人来说，食用鹅

肉容易过敏或者使过敏症状加重。

⑤虾——动风发物。过敏体质者吃虾多数过敏，容易引起消化道和皮肤过敏。

⑥螃蟹。过敏症状为皮肤瘙痒、急性荨麻疹，甚至引起呼吸道和消化道疾病。

⑦白扁豆。过敏者属于固定型，常对花粉、白扁豆同时过敏，一般出现皮肤性症状。

⑧蚕豆。易患蚕豆病，严重者出现贫血、黄疸、缺氧等症状，轻者皮肤过敏。

⑨木瓜。过敏者食后出现全身发痒，局部出现红、肿、痒等。

⑩杧果。吃杧果过敏者，最常见的是口周出现红、肿、痒。严重者嘴唇、口周、耳朵、颈部出现大片红斑，有的会出现水肿及消化道症状。

6.过敏的预防

首先要避免接触过敏原，平时要加强锻炼身体，提高自身的抵抗力。如对花粉过敏者，外出时可戴口罩；如对真菌、尘螨过敏，应保持室内通风、干爽。